DIE NICHT-HÄMOLYTISCHEN BLUTTRANSFUSIONSSTÖRUNGEN

VON

DR. MED. HELLMUT WIGAND

FRÜHER OBERARZT DER MEDIZINISCHEN KLINIK
UND LEITER DER BLUTSPENDERZENTRALE
DES STÄDTISCHEN KRANKENHAUSES BERLIN-FRIEDRICHSHAIN

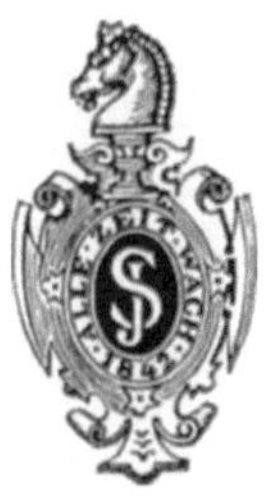

SPRINGER-VERLAG
BERLIN · GÖTTINGEN · HEIDELBERG
1955

ISBN 978-3-540-01975-6   ISBN 978-3-642-86320-2 (eBook)
DOI 10.1007/978-3-642-86320-2

BRÜHLSCHE UNIVERSITÄTSDRUCKEREI GIESSEN

Vorwort.

Das Gebiet der nicht-hämolytischen bzw. nicht-blutgruppen-bedingten Transfusionsstörungen ist trotz seiner praktischen Wichtigkeit wenig bearbeitet worden. In dieser Monographie wird vom Standpunkt des Internisten aus versucht, alle damit zusammenhängenden Tatsachen und Probleme umfassend darzustellen. Im Mittelpunkt stehen die pyrogenen und allergischen Störungen mit ihren gegenseitigen Beziehungen. Es werden eigene Untersuchungen zur Frage des biologischen Wirkungsmechanismus der Bluttransfusion, zum Problem der Allergie gegen menschliches Serum und einer möglichen Eiweißgruppenbildung mitgeteilt. Anhand statistischer Erhebungen an einem großen Transfusionsgut wird untersucht, ob und welche Einzelfaktoren die Störungshäufigkeit beeinflussen. Selbstbeobachtete Transfusions-Todesfälle weisen auf die Häufigkeit und Bedeutung nicht-hämolytischer, besonders allergischer Störungen auch für den Transfusionstod hin.

Das Werk ist in seiner Art als klinisch-experimenteller Beitrag vielleicht geeignet, eine Lücke im Schrifttum zwischen der blutgruppen-serologischen Literatur einerseits und den Arbeiten aus der Transfusions-Praxis andererseits auszufüllen.

Meinen Dank möchte ich aussprechen: Herrn Prof. WESTPHAL (Säckingen) für Beratung in Pyrogenfragen, Herrn Prof. FREUDENBERG (Berlin) und meinem Bruder Dr. REINHARD WIGAND (Hamburg) für statistische Beratung, den medizinisch-technischen Assistentinnen GERDA GIESE, ANNELIESE SCHMÄTZKE und LEONIE CRAHÉ (Berlin) für ihre fleißige Mitarbeit — und nicht zuletzt meiner Frau für stete unermüdliche Mithilfe.

Dem Springer-Verlag danke ich für Drucklegung und Ausstattung.

Bad Münster am Stein, Frühjahr 1955.

Der Verfasser

Inhalt.

Einleitung 1

  I. Die verschiedenen Arten von Transfusionsstörungen 2

    1. Die blutgruppenbedingten oder hämolytischen Störungen 3

    2. Die pyrogenen Störungen 5

    3. Die allergischen Störungen 3

    4. Sonstige Störungen 4

  II. Untersuchungen zum Wirkungsmechanismus der Bluttransfusion. . . . 17

  III. Nachuntersuchungen einzelner Transfusionsstörungen. 26

    1. Untersuchungen zum Nachweis oder Ausschluß einer blutgruppen-
      bedingten bzw. hämolytischen Störung 27

    2. Untersuchungen zum Nachweis oder Ausschluß einer Allergie gegen
      Spenderserum 27

    3. Untersuchungen zum Nachweis von Pyrogenen 28

  IV. Häufigkeit von Transfusionsstörungen 30

  V. Transfusions-Todesfälle 46

  VI. Untersuchungen zur Frage der Allergie gegen menschliches Serum . . . 50

  VII. Allergie- und Pyrogen-Probleme 55

VIII. Prophylaxe von Transfusionsstörungen 60

Zusammenfassung 65

Literatur 67

    1. Monographien 67

    2. Transfusionsstörungen, Allgemeines 67

    3. Vegetative Regulation, Stress 71

    4. Pyrogene 72

    5. Allergie 73

Einleitung.

Die beherrschende Stellung, die die Blutgruppenserologie innerhalb des Transfusionswesens berechtigterweise bis heute einnimmt, hat dazu geführt, daß die gefährlichen blutgruppenbedingten Transfusionsstörungen bei richtiger Anwendung der vorgeschriebenen serologischen Maßnahmen wenn nicht völlig, so doch weitgehend vermieden werden können. Ungleich häufiger erlebt jedoch der Kliniker andere, wohl in der Mehrzahl weniger bedrohliche Transfusionsstörungen, bei denen der Serologe keine Blutgruppen-Unverträglichkeit findet und deren restlose Klärung in der Regel unterbleibt. Der Serologe mag ein völlig falsches Bild von der tatsächlichen Häufigkeit solcher Störungen bekommen, wenn er von der Zahl der ihm eingesandten Blutproben ausgeht. Er kann aus verständlichen Gründen fern vom Patienten gar nicht in die Fragen eindringen, die sich hier aufdrängen. Die Bearbeitung derartiger Störungen bleibt also nach Ausschluß blutgruppenbedingter Ursachen dem Kliniker überlassen. Auch dieser hat derartigen Fragen bis vor wenigen Jahren ziemlich gleichgültig gegenübergestanden. So ist das Gebiet dieser Transfusionsstörungen lange ausgesprochen stiefmütterlich behandelt worden. Erst mit der Einführung der Blutkonservierung änderte sich die Lage, da der Hersteller der Blutkonserve plötzlich die Verantwortung für alle, auch die leichteren Transfusionsstörungen bekam und ihm nun daran lag, solche vermeiden zu helfen. So beschäftigen sich neuere Arbeiten aus verschiedenen Blutbanken mit vorwiegend technischen Fragen, zielend auf die Vermeidung insbesondere pyrogener Störungen. Von einer Grundlagenforschung oder einer zusammenfassenden Darstellung aller damit verbundenen Probleme kann jedoch auf diesem ganzen Gebiet nach wie vor noch keine Rede sein. Auch eine eben erschienene größere Arbeit von SCHWENZER behandelt diese Störungsformen nur am Rande.

Wir haben uns bemüht, durch unsere Arbeiten an der Verkleinerung dieser Lücke mitzuhelfen, sind uns jedoch darüber klar, daß dabei eher mehr neue Probleme erwachsen sind als gelöst werden konnten.

An die gestellte Aufgabe mußte von verschiedenen Seiten herangegangen werden. Als leitender Arzt des Transfusionswesens im Ostsektor Berlins hatte der Verfasser zunächst die Möglichkeit, ein großes Transfusionsmaterial (etwa 15000 Transfusionen) zu überschauen und auszuwerten. Dies wurde ermöglicht durch die Einführung besonderer Transfusionsmeldungen, die gesammelt und bearbeitet wurden. Es ergab sich daraus nicht nur eine Übersicht über die tatsächliche Häufigkeit der verschiedenen Transfusionsstörungen, sondern es ließen sich daraus auch gewisse Anhaltspunkte für deren Pathogenese gewinnen.

Weiterhin wurden alle am eigenen Krankengut aufgetretenen Transfusionsstörungen in jedem Einzelfall genau nachuntersucht, wobei außer den Blutgruppensystemen besonders allergischen und pyrogenen Faktoren in der Pathogenese nachgegangen wurde. Hierbei ergab sich die Notwendigkeit, allgemein tiefer in die Grundlagen des biologischen Wirkungsmechanismus der Bluttransfusion einzudringen, ein Gebiet, auf dem wir ebenfalls erst in den Anfängen stehen und wo Physiologisches („Reaktion") und Pathologisches („Störung") ineinander übergehen. Auf Schritt und Tritt stießen wir dabei auf Probleme des "Stress" sowie der Allergie und ihrer Gegensätzlichkeiten. Dabei zeigte sich, wie große Lücken gerade auf dem Gebiet „Bluttransfusion und Allergie" noch klaffen, wie wenig bisher allergische Gesichtspunkte bei Problemen der Bluttransfusion beachtet worden sind und wie fruchtbar sie sich gerade hier auswirken. Auf dem Gebiete der Pyrogene fielen gewisse Diskrepanzen zwischen den Forschungsergebnissen der physiologischen Chemie und Mikrobiologie einerseits und der praktischen Anwendung auf die Transfusionsklinik andererseits auf. Alles in allem erschloß sich ein für Klinik, Serologie, Immunbiologie, Biochemie wie Allergieforschung gleicherweise interessantes Grenzgebiet.

Über die Nomenklatur der zu behandelnden Störungen läßt sich diskutieren. Sie sollten zuerst als „nicht-blutgruppenbedingt" zusammengefaßt werden, doch wurde dann die Bezeichnung „nicht-hämolytisch" vorgezogen. Die blutgruppenbedingte Transfusionsstörung verläuft zweifellos ganz überwiegend als Hämolyse, und es ist ein Kennzeichen der übrigen Störungen, daß die Hämolyse fehlt. Es gibt jedoch erwiesene Ausnahmen von dieser Regel: ZOLLINGER beschreibt in seinem Buch über die Hämolyseniere mehrere tödliche Transfusionszwischenfälle mit Hämolyse, bei denen sich keine Blutgruppen- oder Faktoren-Unverträglichkeit finden ließ. Umgekehrt gibt es, wie wir selbst erlebt haben, allergische Störungen ohne Hämolyse, die auf ein Blutgruppen-Antigen zurückgeführt werden können. KINDLER, ORTH und SCHWARZ haben einen eindrucksvollen Fall von Allergie gegen das Rh-Antigen beschrieben. Die Begriffe sind also nicht einmal in der Pathogenese scharf zu trennen, noch viel weniger in der Symptomatik. Gerade die klinischen Symptome von Transfusionsstörungen können bei verschiedenen Ursachen relativ gleichförmig sein, so daß es schwer sein kann, im Einzelfall aus der Symptomatik ohne spezielle Untersuchungen auf die Ursache der Störung zu schließen.

Durch serologische, blutchemische, hämatologische, allergologische und klinische Nachuntersuchung möglichst vieler selbst erlebter Transfusionsstörungen haben wir versucht, recht viele Einzelfälle aufzuklären, um daraus nach Möglichkeit Schlüsse auf die Entstehung der anderen, nur statistisch erfaßten Störungen unseres Materials mit ähnlichem Verlaufsbild zu ziehen. Dadurch sollte einerseits die Differentialdiagnose, andererseits die Kenntnis der Pathogenese der verschiedenen Störungsformen gefördert werden. Aus ihrer Kenntnis ließen sich allgemein-biologische Erkenntnisse gewinnen und zugleich praktische Folgerungen für die Prophylaxe ziehen.

I. Die verschiedenen Arten von Transfusionsstörungen.

Die alte *Einteilung* der Transfusionsstörungen nach OEHLECKER befriedigt heute nicht mehr. OEHLECKER unterschied bekanntlich nach zeitlichen Gesichtspunkten Sofortreaktionen, Nachreaktionen und Spätreaktionen. Dabei entsprach die Sofortreaktion in der Regel einer blutgruppenbedingten bzw. hämolytischen Störung; die Nachreaktionen wurden durch Verunreinigung des Blutes oder des Transfusionsgeräts erklärt, während die Spätreaktionen (Tage nach der Transfusion) nicht mehr als eigentliche Transfusionsstörungen bezeichnet werden können,

HESSE unterschied nach der Art der Erscheinungen den hämolytischen Schock, die unspezifische Proteinreaktion und den anaphylaktischen Schock bei wiederholter Transfusion.

DAHR versucht eine Einteilung nach den Ursachen: a) Die auf Blutgruppen-Unverträglichkeit beruhenden Reaktionen, die entweder als Sofortreaktion auftreten können (AB0-System) oder aber auch zur Zeit der OEHLECKERschen Nachreaktion, also nach mindestens 1 Std. (Rh-System). b) Die auf Eiweißunverträglichkeit beruhenden Reaktionen, die ebenfalls als Sofortreaktion oder als Spätreaktion auftreten können.

Die pyrogenen Reaktionen werden in diesem Zusammenhang von DAHR bei den Reaktionen durch Eiweißunverträglichkeit mit abgehandelt, während sie in der 1. Auflage seines Buches (1950) noch gar nicht erwähnt sind.

HEIM unterteilt nach serologischen, biologischen und bakteriellen sowie nach technischen Ursachen.

Nach dem augenblicklichen Stand der Auffassungen läßt sich über die verschiedenen Arten von Transfusionsstörungen folgender *Überblick* geben:

1. Die blutgruppenbedingten oder hämolytischen Störungen.

Sie sind durch die Arbeiten der Blutgruppenserologen hinreichend bekannt und im einzelnen in allen einschlägigen Büchern nachzulesen.

Sie sollen hier nicht ausführlicher besprochen werden. Ihr Wesen besteht darin, daß es zwischen der als Antigen mit den Spenderblutkörperchen zugeführten Blutgruppeneigenschaft und dem im Serum des Empfängers kreisenden Antikörper zu einer Antigen-Antikörper-Reaktion kommt. In deren Verlauf werden die Erythrocyten des Spenders agglutiniert bzw. aufgelöst, woraus das Bild der intravasalen Hämolyse mit ihren Folgen resultiert. Die agglutinierenden bzw. hämolysierenden Antikörper sind entweder als Isoagglutinine primär im unvorbehandelten Empfänger vorhanden wie bei den Blutgruppen des ABO-Systems, oder sie entstehen als Immun-Antikörper erst im Gefolge der erstmaligen Zufuhr des Antigens, um dann bei späterer erneuter Zufuhr mit diesem in Reaktion zu treten. Mit solchen Immun-Antikörpern haben wir es beim Rh-bedingten Transfusionsschaden zu tun, der sich ja in der Regel erst bei der wiederholten Transfusion ereignet und ein Beispiel eines allergischen Geschehens innerhalb der blutgruppenbedingten Transfusionsstörungen darstellt. Hierbei ist es wichtig, daß sich die blutgruppenbedingte Transfusionsstörung nicht allein als Hämolyse im peripheren Blut des Empfängers abspielt, sondern daß auch die Zellen des Empfängerorganismus, speziell die Capillarendothelien und besonders die Zellen des reticuloendothelialen Systems, Antikörper enthalten und mit dem kreisenden Blutgruppenantigen in Reaktion treten können. Wir wissen das aus der Lehre von der fetalen Erythroblastose. Jede blutgruppenbedingte Störung stellt sich damit als ein Geschehen nicht nur im kreisenden Blut dar, sondern ist eine Störung der gesamten Strombahn und damit eine Störung des Gesamtorganismus. Wir sehen hier bereits, wie Allergieprobleme aus dem Gebiet der Blutgruppenserologie nicht wegzudenken sind, wenn man auch darüber streiten kann, ob es zweckmäßig ist, den Allergiebegriff hier anzuwenden oder sich auf den Immunitätsbegriff zu beschränken.

Festgehalten werden muß jedoch die Tatsache, daß sich die Antigen-Antikörper-Reaktion in erster Linie am Erythrocyten abspielt und daß wir folglich durch den Nachweis einer intravasalen Hämolyse sowie durch die Kreuzprobe (DAHR) sicher in der Lage sind, die Diagnose einer blutgruppenbedingten Störung zu stellen oder eine solche auszuschließen. Insofern sind wir auf diesem Gebiet in einer sehr viel sichereren Position als bei den anderen Transfusionsstörungen, die gerade deshalb so schwer faßbar sind.

Was die Symptomatik der blutgruppenbedingten Transfusionsstörungen betrifft, so werden beobachtet: Übelkeit, Erbrechen, Atemnot, Cyanose, Schmerzen in der Nierengegend, Unruhe, Blutdruckabfall bis zum Kollaps, gelegentlich auch Fieber und Schüttelfrost, später die Zeichen der Hämolyse mit Hervortreten einer Nierenbeteiligung: Urobilinogenvermehrung und freies Hämoglobin im Urin, Oligurie, Anurie,

Anstieg des Reststickstoffs und des Serumbilirubins, Auftreten freien Hämoglobins im Serum, evtl. bis zum hämolytischen Ikterus.

Der Zeitpunkt der Erscheinungen ist bei den einzelnen Blutgruppensystemen verschieden: In der Regel, besonders beim ABO-System, treten sie sofort auf, beim Rh-System unter Umständen erst nach Stunden, verlaufen schleichend und protrahiert und sind deshalb noch gefährlicher, zumal da die Transfusion bereits abgeschlossen ist.

2. Die pyrogenen Störungen.

Weit häufiger als alle anderen Arten von Transfusionsstörungen beobachtet der Kliniker $^1/_2$—2 Std. nach der Transfusion Fieber und Schüttelfrost als einzige Symptome, meist ohne schwere Störung des Allgemeinbefindens und ohne besondere Behandlung vorbeigehend, nur selten von Übelkeit oder Angstgefühl begleitet. Man findet alle Übergänge von leichtem Frösteln bis zu schweren Schüttelfrösten mit Fieber bis über 40°, die einen bedrohlichen Eindruck machen können. Stets bleibt der Blutdruck dabei normal. In der Behandlung mancher Krankheitszustände, z. B. des Typhus abdominalis, wurden diese Reaktionen in früherer Zeit von manchen sogar als erwünscht angesehen und zeigten im Sinne der „unspezifischen Reiztherapie" vielfach günstige umstimmende Wirkungen: Abkürzung des Fieberverlaufs beim Typhus ähnlich wie durch Pyrifer. Umgekehrt waren solche Reaktionen bei geschwächten Patienten durchaus unangenehm und unerwünscht und konnten gelegentlich zu einer richtigen Transfusionsangst führen. Bis vor wenigen Jahren stand man diesen Störungen relativ unsicher gegenüber. Der Kliniker nahm sie nicht tragisch, da sie fast stets gut ausgingen. Die Blutgruppen waren in Ordnung, die Kreuzprobe negativ. Hämolysezeichen fanden sich nicht. Er dachte an etwaige Unsterilität seiner Geräte, prüfte sie nach, doch die Störungen blieben trotz peinlicher Asepsis. Es fiel ihm immer wieder auf, daß solche Störungen sehr viel seltener nach Infusionen anderer Art (Traubenzuckerlösung, physiologische Kochsalzlösung usw.) oder nach intravenösen Injektionen auftraten trotz Anwendung derselben Apparatur. Er dachte an eine „Eiweißunverträglichkeit" des Spenderserums, ohne sie beweisen zu können. Die Beobachtung, daß mit zunehmender Zahl der Transfusionen beim gleichen Empfänger solche Störungen häufiger wurden, schien ihn in diesen Gedankengängen zu bestärken.

Die Vieldeutigkeit des Symptoms Schüttelfrost ließ alle Möglichkeiten offen. DAHR meinte noch 1950 auf die Frage eines Klinikers zu diesem Problem, er glaube doch an Unstimmigkeiten im Rh-System oder an noch andere unbekannte Blutgruppensysteme als Ursache für diese Erscheinungen. Doch waren ihm bis dahin kaum je Blutproben

von solchen einfachen Schüttelfrostfällen zugesandt worden, wohl weil
der Patient nicht daran starb!

Die alte Auffassung von OEHLECKER, daß es sich dabei um die Folgen
schlechter Reinigung von Transfusionsgeräten, besonders die Wirkung
zersetzter Blutreste oder Gummiabbauprodukte in Schläuchen handele,
wurde von einem Buch ins andere übernommen, ohne daß sie bewiesen
oder widerlegt werden konnte.

Erst in den letzten Jahren kam Licht in dieses unklare Gebiet
durch die aus Amerika kommenden Kenntnisse von der tatsächlichen
Existenz der sog. Pyrogene, ihrer biologischen Eigenart und ihrer
praktisch-klinischen Bedeutung, die die OEHLECKERschen Auffassungen
von der exogenen Ursache dieser Störungen zu bestätigen schien. In
Deutschland hat sich dieses Forschungsgebiet besonders durch die
Arbeiten von O. WESTPHAL zu einem neuen interessanten Grenzgebiet
zwischen physiologischer Chemie, Mikrobiologie und klinischer Medizin
entwickelt, so daß es in diesem Zusammenhang einer kurzen Darstellung
bedarf.

Wie bei so manchen modernen, aus Amerika kommenden Erkennt-
nissen gehen die Anfänge der Entwicklung auf deutsche Beobachtungen
zurück, die in Vergessenheit geraten waren. Auf dem Gebiet der Pyrogene stammen die ersten Beobachtungen wohl von BILLROTH (1865),
der nach Injektionen gelegentlich Temperatursteigerungen feststellte,
die Ursache zunächst in den injizierten Stoffen suchte und von ,,pyro-
genen Giften'' sprach. BUCHNER (1891) erkannte, daß diese Gifte ihren
Ursprung in Bakterien haben und auch nach Abtötung dieser Bakterien
durch Kochen noch erhalten bleiben. KREHL fand 1895, daß diese
fiebererregenden Bakterienstoffe in alten Bakterienkulturen reichlicher
vorhanden sind als in frischen und daß zwischen der Pathogenität und
der Pyrogenität keine Beziehungen bestehen.

Bisher war man der Meinung, Fieber könne nur durch lebende
Bakterien erzeugt werden. Durch die Arbeiten von HART und PENFOLD
wurde nachgewiesen, daß nicht die Bakterien selbst, sondern gelöste
Produkte bakteriellen Ursprungs dafür verantwortlich sind. FLORENCE
SEIBERT fand 1923 als Ausgangspunkt apathogene gramnegative
Bakterien und konnte die Anwesenheit von pyrogenen Stoffen durch
Injektion der fraglichen Lösung in Kaninchen nachweisen, die mit
typischer Temperatursteigerung reagierten.

Die pyrogenerzeugenden apathogenen Bakterien kommen vorwiegend im Leitungswasser vor. Sie entwickeln sich (JOCHUM und
MAYER) beim Herumliegen von Geräten in feuchtem Zustand und werden
bei der anschließenden Sterilisation der Geräte durch Kochen nicht
zerstört. Sie können jedoch infolge ihrer guten Wasserlöslichkeit leicht
ausgewaschen werden.

Mit der Möglichkeit, Lösungen pyrogenfrei zu machen, beschäftigen sich zahlreiche Autoren: Kaliumpermanganat (CARTHER 1930), Seitz-Filter (CO TUI 1936), Aktivkohle (FRANKE und REES 1943), Säure (ZITTLE 1945), Wasserstoffsuperoxyd (CAMPBELL und CHARKIN 1945). Feststeht jedenfalls, daß die Pyrogene durch Kochen und Trockensterilisation sowie durch gewöhnliche Desinfizientien nicht sicher zerstört werden und daß neben bzw. vor der Sterilisation Spül- und Auswaschmethoden erforderlich sind, um Lösungen und Geräte pyrogenfrei zu machen und zu erhalten.

O. WESTPHAL hat sich erfolgreich bemüht, diese Stoffe weiter zu reinigen und zu isolieren. Er fand, daß es sich dabei um zwei voneinander verschiedene Stoffgruppen handelt: Die erste Gruppe dieser hochwirksamen Reizstoffe sind die eben besprochenen Produkte gramnegativer meist apathogener Bakterien. Sie stellen chemisch *Lipo-Polysaccharide* dar und werden auch als *exogene Reizstoffe* bezeichnet. Sie lassen sich durch Hydrolyse weiter analysieren bzw. abbauen. Ihre biologische Reizwirkung besteht in Fieber, Leukocytose nach kurzer leukopenischer Vorphase, Eosino- und Lymphopenie, Aktivierung des Hypophysen-Nebennierenrinden-Systems, kommt also in jeder Beziehung einem "Stress" gleich. Außer der pyrogenen haben diese Stoffe aber noch eine ausgesprochene antigene Wirkung; d. h., es lassen sich durch Behandlung von Kaninchen mit diesen Stoffen Antiseren erzeugen, die die Eigenschaft haben, dasjenige Bacterium zu agglutinieren, von dem das Polysaccharid stammte. Sie wirken schon in unwahrscheinlich kleinen Mengen in der Größenordnung von 1/1000 γ pro Kilogramm Körpergewicht. WESTPHAL stellt sich ihre antigene Wirkung über eine Fixierung an celluläre Elemente, unter Umständen auch an Erythrocyten, vor, wofür experimentelle Ergebnisse von HAYES und STANLEY sowie von NETER u. Mitarbeitern sprechen. Die Zellmembran scheint über besondere Receptoren zu verfügen, wahrscheinlich von Lipoidcharakter, zu denen die Bakterien-Polysaccharide eine spezifische Affinität haben (WESTPHAL).

Dieser ersten Gruppe steht eine zweite gegenüber, die für unsere Fragestellung vielleicht noch bedeutsamer ist: die Gruppe der *endogenen Reizstoffe*. Diese sind keine Bakterienprodukte, sondern *Polypeptide*, die als Zerfallsprodukte wahrscheinlich fermentativ aus Plasmaeiweißkörpern oder cellulären Elementen entstehen und vielleicht mit den „Nekrosinen" von MENKIN identisch sind. Besonders das Fibrin in Blutgerinnseln soll als Ausgangspunkt für diese Eiweißzerfallsprodukte in Frage kommen, die sehr wirksame Reizstoffe darstellen. Auch hier sollen bereits γ-Mengen zur Erzeugung von Fieber genügen. Ebenso wie die Polysaccharide sollen die Polypeptide nach WESTPHAL außer ihren pyrogenen auch antigene Eigenschaften haben, dies letztere anscheinend in Kombination mit gewissen unspezifischen Lipoid- oder Proteinanteilen des Serums. Im ganzen ist über diese zweite Gruppe noch nicht so viel bekannt wie über die erste.

Nicht alle Tierarten sind gegen pyrogene Stoffe gleich empfindlich. Auch beim Menschen bestehen individuelle Empfindlichkeitsunterschiede. Nicht alle mit Pyrogenen gespritzten Personen bekommen Fieber. Nach JOCHUM und MAYER sollen Astheniker leichter ansprechen als andere Konstitutionstypen, Frauen leichter als Männer.

Wir sehen sich hier ein Bild entrollen, das geeignet ist, auch das Problem der fieberhaften Transfusionsstörungen zu erhellen und Wege zu deren Vermeidung zu zeigen. Wahrscheinlich sind für diese Störungen sowohl die exogenen wie die endogenen Reizstoffe von gewisser Bedeutung: exogene als Produkte saprophytischer Wasser- und Luftbakterien, endogene als Zerfallsprodukte von Blutresten in Transfusionsgeräten. Wenn auch im Einzelfall nicht bewiesen werden konnte, ob solche Reizstoffe und welche von ihnen an einer Transfusionsstörung schuld waren oder nicht, so läßt sich der erhebliche zahlenmäßige Rückgang der Störungen nach Änderung der Reinigungsweise der Geräte und Änderung der Sterilisationsweise der verwendeten Lösungen ex juvantibus doch im Sinne einer ursächlichen Rolle dieser Stoffe für diese häufigste Art von Transfusionsstörungen deuten. Ist es doch durch peinlichste Befolgung der Vorschriften einigen Blutbanken gelungen, die Häufigkeit derartiger Störungen auf fast 1% zu senken, während sie ohne besondere Maßnahmen um 20—25% liegt!

Trotzdem ist das Problem der fieberhaften Transfusionsstörungen noch keineswegs restlos gelöst, und es sind noch erhebliche Lücken zu schließen. Vor allem scheinen auch hier Beziehungen zu allergischen Problemen zu bestehen. Nach Darstellung unserer eigenen Befunde müssen wir auf diese Fragen noch einmal ausführlicher zurückkommen (Abschnitt VII).

3. Die allergischen Störungen.

Es wurde bereits darauf hingewiesen, daß die Rh-bedingte Transfusionsstörung im Grunde nichts anderes ist als ein allergisches Geschehen. Wenn im folgenden über die allergischen Transfusionsstörungen gesprochen wird, so ist jedoch damit zunächst ein Geschehen gemeint, das auch im klinischen Bild an die bekannten allergischen Erkrankungen erinnert. Erst später werden wir sehen, daß die Grenzen dieses Gebietes viel weiter gespannt sind.

Unter dem Eindruck der großen Ergebnisse der Blutgruppenserologie hatte man fast vergessen, daß man ja nicht gewaschene Erythrocyten, sondern Vollblut überträgt, d. h., daß das Spenderserum ja auch von Bedeutung ist und daß auch bei passenden Blutgruppen Unverträglichkeitserscheinungen auftreten können.

Das *klinische Bild* der leichten allergischen Störungen besteht in Urticaria oder Quincke-Ödem, seltener in anderen Exanthemen, Hautjucken, Petechien, auch asthmatischen Zuständen, meist afebril verlaufend. Nur gelegentlich sind diese Störungen von Fieber oder Schüttelfrost begleitet. Das Leitsymptom ist der Schüttelfrost jedoch nicht. Die Erscheinungen treten entweder bald nach der Transfusion oder spätestens nach 1 bis 2 Std. auf, klingen bald ab und werden als harmlos betrachtet.

Ihr *Wesen* besteht in der Reaktion eines mit dem Spenderserum zugeführten Allergens mit zellständigen Antikörpern des Empfängers.

Bei der Erklärung dieser Störungen dachte man zunächst stets an die Mitübertragung von Nahrungsallergenen mit dem Spenderblut auf einen allergischen Empfänger oder umgekehrt an Übertragung von Antikörpern mit dem Spenderblut auf einen Empfänger, der gerade zufällig das Allergen, etwa in Form eines Nahrungsmittels, beherbergt. In diesem Fall wäre also nicht das Spenderserum als solches allergisierend, sondern ein in diesem bzw. im Empfängerserum gelöstes exogenes Allergen. Man hätte es also hier mit einem zufälligen Zusammentreffen von Allergen und Antikörper zu tun. Solche Fälle sind als interessante Curiosa wiederholt beschrieben:

Bei GRAY hatte ein Spender Leber gegessen; der Empfänger, offenbar allergisch gegen Leber, bekam Urticaria. HOLDER u. Mitarbeiter berichten passive Übertragung von Allergie gegen Erdbeeren durch Transfusion, LITTLEFIELD und HENCOCK das gleiche gegen Eier. RAMIREZ berichtet, daß ein Empfänger durch Übertragung von Blut eines Pferdehaar-Allergikers asthmatisch wurde. YOUNGs Patient hatte vor der Transfusion Tomaten gegessen und bekam auf das Blut eines Tomaten-Allergikers sofort Urticaria. SCHWARTZ fand im Blut von Spendern, die 30 min vor der Entnahme Sojabohnenmehl gegessen hatten, genug Antigen, um positive Hautreaktionen bei Menschen hervorzurufen, die vorher mit Antikörpern eines Sojabohnenmehl-Allergikers nach PRAUSNITZ-KÜSTNER passiv sensibilisiert worden waren.

Solche und ähnliche Störungen können durch Befragen von Spender und Empfänger und durch Ausschluß allergischer Spender weitgehend vermieden werden. Es soll jedenfalls nicht genügen, daß der Spender zur Zeit der Blutentnahme nüchtern ist, denn er könnte in seinem Blut durchaus noch Nahrungsallergene vom Abendessen des Vortages führen (STEWART und BATES). Nach DE GOWIN findet man allergische Transfusionsstörungen, aufs ganze gesehen, bei nüchternen Spendern nicht weniger häufig. Die geschilderten Fälle stellen also innerhalb der Gruppe der allergischen Störungen nur seltene Sonderfälle dar.

Theoretisch wie praktisch wichtiger und häufiger sind jedoch die Fälle, bei denen das Spenderserum als solches allergisierend wirkt. Über die Frage einer primären oder natürlichen oder einer erworbenen Allergie gegen menschliches Serum ganz allgemein oder gegen das Serum bestimmter Spender ist nur sehr wenig bekannt. DAHR gebraucht hier den Begriff der Eiweißunverträglichkeit, ohne den Allergiebegriff zu benutzen, und denkt in diesem Zusammenhang auch an die Möglichkeit einer Eiweißgruppenbildung.

Zu diesen Fragen liegen folgende Beobachtungen vor: SCHIFF immunisierte Kaninchen mit menschlichen Blutkörperchen der Gruppe A und erhielt ein Serum, das mit menschlichem Serum der Gruppen A und AB eine Präcipitation ergab, mit B- und 0-Serum dagegen nicht. Dies bedeutet jedoch nur, daß die blutgruppenspezifische Substanz nicht nur in den Erythrocyten, sondern auch als präcipitable Substanz gelöst im Serum der gleichen Gruppe vorkommt. Der Vorgang ist also nichts anderes als ein blutgruppenserologisches Phänomen, das für unsere Fragestellung nicht von Bedeutung ist, da wir ja allergische Störungen bei gruppengleichen Transfusionen erklären wollen.

DOLD und ROSENBERG versuchten, ob Serum der Gruppe A, das die Substanz A in geringen Mengen enthält, mit Serum der Gruppe B, das ein Anti-A enthält, Präcipitation ergibt, und erhielten negative Ergebnisse. Auch diese Fragestellung geht nicht über die Blutgruppenserologie hinaus.

Für eine natürliche Eiweißgruppenbildung haben wir bisher noch keine sicheren Anhaltspunkte. Wenn eine solche existiert, müßte sie unabhängig von den Blutgruppen sein. Es bedarf kaum der Betonung, daß allergische Störungen keinerlei Beziehungen zu den Blutgruppensystemen haben (MAUNSELL). Die Frage ist, ob diese vermutete Eiweißgruppenbildung eine natürliche ist (Iso-Antikörper) oder erst im Gefolge einer erstmaligen Transfusion im Sinne einer Immunisierung gegen das Fremdserum zustande kommt. Zweifellos gibt es allergische Transfusionsstörungen schon bei der ersten Transfusion; sie werden jedoch mit wiederholter Transfusion häufiger.

Unterschiede in der individuellen Struktur von Plasmaeiweißkörpern, falls solche überhaupt bestehen, nachzuweisen, erscheint bei der Kompliziertheit ihres Aufbaues fast aussichtslos (DAHR). Aus dem russischen Schrifttum hört man (KRAJINSKAJA-IGNATOWA), es sei durch elektrophotometrische Untersuchung des Serums von Spender und Empfänger möglich geworden, vor der Transfusion solche Eiweißunverträglichkeiten zu erkennen und dadurch diese Störungen zu vermeiden. Nähere Angaben darüber sind auch DAHR nicht zugänglich geworden.

SCHWARZ fand bei Patienten, die eine Serumkrankheit durchgemacht hatten, einige Wochen lang danach in deren Serum nicht nur einen Antikörper gegen das artspezifische tierische Serumeiweiß, das in diesem Falle die antigene Wirkung gehabt hatte, sondern außerdem noch einen Antikörper gegen ein gruppenspezifisches Antigen, d. h. auch gegen andere Tier- und Menschenseren, ja sogar gegen das eigene Serum. Man muß daraus schließen, daß jedes Serum mindestens ein artspezifisches und ein gruppenspezifisches Antigen enthält. Dieses gruppenspezifische Antigen kann möglicherweise Transfusionsstörungen verursachen, wenn es auf einen Antikörper trifft, also wenn der Empfänger kurze Zeit vorher Serumkrankheit durchgemacht hat. Doch sind Zwischenfälle, die sich auf diese Weise erklären ließen, in der Praxis noch nicht beobachtet worden. Die meisten Menschen, die allergische Transfusionsstörungen zeigen, haben ebensowenig wie die zugehörigen Spender in ihrer Vorgeschichte eine Serumkrankheit oder sonstige Allergien, und das Problem bleibt weiter unklar.

Kehren wir jedoch zu den Beobachtungen zurück, zu dem, was an gesicherten Transfusionsstörungen infolge Allergie gegen Spenderserum beschrieben ist. Diese Fälle erscheinen für unsere Fragen wesentlich wichtiger als die oben beschriebenen „Curiosa":

GYÖRGY und WITEBSKY haben 1929 wohl den ersten Fall einer Transfusionsallergie beschrieben. Hier wurde nach verschiedenen anderen Transfusionen einem Kinde zweimal väterliches Blut transfundiert. Während der Transfusion trat Gesichtsödem, allgemeines Erythem und Kollaps auf. Durch nachträgliche Durchführung einer Komplementbindungsreaktion zwischen dem väterlichen (Spender-) und dem kindlichen (Empfänger-)Serum konnten die Autoren die Anwesenheit freier Antikörper im Empfängerserum gegen das Spenderserum oder Bestandteile desselben nachweisen, nachdem eine Präcipitation zu keinen eindeutigen Ergebnissen geführt hatte. Außerdem konnte durch Intracutanprobe mit 0,1 cm³ väterlichen Serums beim Kinde der Nachweis zellständiger Antikörper geführt werden. Kälteagglutination und blutgruppenbedingte Ursachen waren vorher ausgeschlossen worden.

WILLENEGGER beschrieb 1948 einen Fall mit asthmatischen und urtikariellen Erscheinungen nach Übertragung der zweiten Hälfte eines in zwei Teile geteilten Spenderblutes, dessen erste Hälfte 4 Tage vorher gegeben worden war. Intracutanprobe und passiver Übertragungsversuch nach PRAUSNITZ-KÜSTNER verliefen negativ. Jedoch trat bei einem anderen Patienten, der mehrere Monate später Blut dieses Empfängers und am nächsten Tage Blut des ersten Spenders bekommen hatte, ein Exanthem mit Schüttelfrost auf. Hier ist an eine Sensibilisierung gegen das Spendereiweiß im Gefolge der ersten Transfusion zu denken, die bei der zweiten Übertragung zu der beschriebenen allergischen Störung führte.

FISCHER beschrieb einen ähnlichen Fall. Der Empfänger bekam Urticaria und Schüttelfrost und reagierte später auf eine intramuskuläre Probeinjektion einiger Kubikzentimeter Spenderserum mit einem allergischen Gesichtserythem.

In gleicher Weise konnte KARCHER sowie KOSLOWSKI durch nachträgliche Injektion von Spenderserum die allergischen Exantheme beim Empfänger wiederholen. Verschiedene Patienten von KARCHER hatten vorher Medikamente wie Streptomycin erhalten, FISCHERs Patient Thiosemicarbazon. Es mag sein, daß hier Zusammenhänge bestehen im Sinne einer medikamentösen Sensibilisierung bzw. Parallergie. Es ist ja bekannt, daß Thiosemicarbazon z. B. gegen Nahrungsmittel wie Fisch und Wurst allergisch machen kann. Daß die Reproduktion der Symptome durch Reinjektion des Serums noch nach Wochen gelingt, zeigt, daß wohl doch das Serum als solches und nicht etwa diesem zufällig beigemischte Nahrungsallergene die Ursache für die Überempfindlichkeitserscheinungen gewesen ist.

Bisher ist von relativ harmlosen allergischen Störungen nach Bluttransfusionen berichtet worden. Der gleiche Mechanismus kann jedoch aus bisher noch ungeklärten Gründen gelegentlich auch zu schweren, ja tödlichen allergisch-anaphylaktischen Transfusionsstörungen führen.

GAEHTGENS beschrieb 1952 einen bedrohlichen anaphylaktischen Schock unmittelbar nach Transfusion bei einer Frau, die wegen Tubarruptur als 2. Transfusion Blut ihres Ehemannes erhielt. Hier konnte Allergie gegen das Blut des Ehemannes und gegen sein Sperma nachgewiesen werden. Der Autor vermutet, die Allergisierung könnte durch das Sperma erfolgt sein.

WIECK beschrieb 1951 eine schwere perakute allergische Polyneuritis nach Transfusion, die zum Tode führte. Hier handelte es sich um einen Patienten, bei dem das Nervensystem wahrscheinlich im Gefolge einer früher durchgemachten Poliomyelitis einen Locus minoris resistentiae darstellte. Wie so oft bei allergischen Transfusionsstörungen war es die zweite Transfusion: 5 Std. später trat vorübergehend Übelkeit auf, nach 12 Std. Lähmungen, aufsteigend und fortschreitend bis zum Exitus. Wegen des schnellen Todes konnten keine Untersuchungen zum Nachweis der Allergie mehr gemacht werden, an der jedoch nach dem Symptomenbild und dem sicheren Fehlen von Blutgruppen-Unstimmigkeiten kein Zweifel sein kann.

Wir selbst (DESTUNIS und WIGAND) beschrieben 1952 einen weiteren Fall von allergischer Polyneuritits nach wiederholter Bluttransfusion, bei dem sich die Lähmungen erst 12 Tage nach der letzten Transfusion einstellten. Die Krankheit wurde durch einen Schüttelfrost eingeleitet. Kurz danach folgten die Lähmungen von unten nach oben aufsteigend. Auch hier war das Nervensystem vorbelastet durch eine rudimentäre Tabes. Es kam jedoch zu Rückbildung der Erscheinungen, und es konnten noch mehrere Monate später durch Hauttest zellständige Antikörper gegen alle 4 Spenderseren bei negativen Kontrollen nachgewiesen werden, während zu dieser Zeit freie Antikörper im Serum nach PRAUS-

NITZ-KÜSTNER und durch Komplementbindungsreaktion nicht mehr nachweisbar waren. Blutgruppen-Unstimmigkeiten waren selbstverständlich restlos ausgeschlossen worden.

Wir haben es in diesem Fall im Gegensatz zu dem vorher berichteten mit einer ausgesprochenen Spätreaktion zu tun. Während der Fall von WIECK in das Gebiet der Sofortreaktion (Serumanaphylaxie, primärer Serumschock) gehört, kann man unseren Fall als Serumkrankheit des Nervensystems deuten mit der für die Serumkrankheit typischen langen Inkubationszeit.

Ebenfalls in das Gebiet der Serumkrankheit gehören 2 Fälle von DE GOVIN, HARDIN und ALSEVER: Hier traten 5 bzw. 12 Tage nach Transfusion Fieber, Urticaria, Lymphknoten- und Gelenkschwellungen auf.

Das Gebiet der allergischen Transfusionsstörungen wird jedoch noch komplizierter. Denn es gibt auch rein allergische Reaktionen auf Blutgruppenantigene, z. B. die Rh-Substanz. Wir hätten hier also die Ausnahme einer nicht-hämolytischen blutgruppenbedingten Störung vor uns. KINDLER, ORTH und SCHWARZ haben, wie bereits erwähnt, 1951 einen solchen Fall beschrieben, der von großer prinzipieller Wichtigkeit ist. Hier spielte sich die Antigen-Antikörper-Reaktion gegen das Rh-Antigen bei einer Rh-negativen Frau ausschließlich an den zellständigen Antikörpern besonders der Hautgefäße ab in Form von Urticaria-Anfällen während der Schwangerschaft mit einem Rh-positiven Feten und auch noch danach. Der Beweis wurde durch die Reproduzierbarkeit der allergischen Hautveränderungen nach Injektion von einigen Kubikzentimetern Blut des Rh-positiven Ehemannes und im PRAUSNITZ-KÜSTNERschen Versuch erbracht.

Wieder etwas anders liegt ein aus unserer Klinik von RAETHER beschriebener Fall eines ganz schweren Rh-bedingten anaphylaktischen Schocks. Hier bekam ein Rh-negativer Blutspender, der sich zur künstlichen Sensibilisierung mit Rh-positiven Blutkörperchen zwecks Gewinnung von Anti-Rh-Testserum zur Verfügung gestellt hatte, nach mehreren fast reaktionslos vertragenen Blutinjektionen im Verlauf dieser Sensibilisierungsreihe plötzlich einen schwersten anaphylaktischen Schock von mehrtägiger Dauer, und zwar ohne Hämolyse, der fast zum Tode geführt hätte und nur durch enorme Mengen von Nor-Adrenalin intravenös allmählich zu beheben war. Nach Abklingen des Ereignisses fand sich im Serum des Betroffenen ein sprunghafter Anstieg des Anti-D-Titers.

Abschließend sei noch erwähnt, daß es mit Sicherheit auch rein allergisch bedingte Transfusionstodesfälle gibt. Da wir selbst solche erlebt haben, wird auf diese sehr wichtige Frage später bei der Besprechung des eigenen Materials noch eingegangen werden. Ebenso kommen wir auf die Beziehungen zwischen allergischen und pyrogenen Störungen noch zurück.

4. Sonstige Störungen.

Auf dem Wege von den weitgehend geklärten blutgruppenbedingten Störungen über die pyrogenen zu den allergischen Störungen tauchten immer größere Probleme auf. Zunehmend unklar wird es bei der Besprechung all der anderen Faktoren, die von verschiedenen Autoren über diese drei Gruppen hinaus noch als Ursachen für Transfusionsstörungen angeschuldigt werden und die größtenteils noch nicht bewiesen sind.

Neuerdings wird von bakteriologischer Seite auf rein *bakteriell bedingte Störungen* hingewiesen (PETZELT), die bei Konservenbluttransfusionen eine Rolle spielen sollen. PETZELT nimmt sogar an, „daß ein wesentlicher Prozentsatz der Transfusionsreaktionen bzw. -Schäden nach Verwendung von Blutkonserven auf bakterielle Verunreinigung zurückzuführen ist". Er schlägt deshalb vor, vor jeder Transfusion einen Tropfen des Konservenblutes auf dem Objektträger auszustreichen und nach LÖFFLER oder GRAM zu färben, um ihn auf Bakterien zu durchmustern. PETZELT macht diese Bakterien nicht nur für die Entstehung von toxischen Eiweißabbauprodukten in der Konserve verantwortlich, nicht nur für die Entwicklung pyrogener Stoffe, sondern auch für extravasale Hämolyse in der Konserve. Auch HEIM schlug bakterioskopische Kontrolle eines Bluttropfens vor der Transfusion von Blutkonserven vor.

Eine besondere klinische Symptomatik für die Störungen wird von PETZELT nicht angegeben. Aus der Transfusionspraxis berichten BORDON und HALL sowie WHITEBY über je 2 Todesfälle nach Transfusion von bakteriell stark verunreinigtem überaltertem Konservenblut. Offenbar sind aber solche ernsten Störungen sehr selten; denn DISCOMBE und MEYER erlebten bei der Übertragung von 20000 Blutkonserven keinen einzigen Transfusionszwischenfall, der auf infiziertes Konservenblut hätte zurückgeführt werden können! Die Autoren betonen die ausgezeichnete baktericide Kraft des frischen Konservenblutes gegen mögliche Verunreinigung mit saprophytären Keimen, die in 3—5% bei der Entnahme eintreten kann. Erst eine spätere nachträgliche Einbringung von vorwiegend gramnegativen Keimen in das abgestandene Konservenblut, das seine Bactericidie verloren hat, soll zu Keimvermehrung und Infektionsmöglichkeit führen. Man soll deshalb eine einmal geöffnete Konserve nicht wieder schließen und stehenlassen, sondern alsbald verbrauchen. Bakteriologische Kontrollen von Blutkonserven werden von den genannten Autoren aus der Praxis heraus abgelehnt und für wertlos gehalten.

Es ist im übrigen Erfahrungstatsache, daß nach Konserventransfusionen sehr viel weniger Störungen vorkommen als nach Frischblut, so daß man sich schon deshalb von der praktischen Bedeutung bakterieller Ursachen nicht recht überzeugen kann. Doch mögen sie für Ausnahmefälle als Ursache für die Unverträglichkeit oder Verderbnis von Konservenblut in Frage kommen. Daß eine nachträgliche bakterielle Verunreinigung mit Sicherheit *nicht* die gewöhnliche Ursache für pyrogene Störungen darstellt, ist Erfahrungstatsache. Es sei auf den Abschnitt über pyrogene Störungen verwiesen.

Von HEILMEYER, MARQUARDT, CARL und MATTHES wird auf Transfusionsstörungen infolge „bluteigener Giftstoffentstehung" hingewiesen und der Begriff „Frühgift des Blutes" geprägt bzw. aus der älteren Literatur wieder aufgegriffen. Es handelt sich hier um eine in der Konserve vor sich gehende „bluteigene" Eiweißspaltung, entweder durch Fermente oder durch in das Blut hineingelangte apathogene Bakterien. Insofern mag sich diese Störungsform mit der eben geschilderten berühren. In 1 von 3 beschriebenen Fällen konnten Keime dieses „Gift" erzeugt haben, in den beiden anderen wurden keine solchen gefunden. Als klinische Leitsymptome werden Blutdrucksenkungen bis zum Kollaps ohne Hämolyse angegeben.

Nach der Beschreibung lassen sich die geschilderten Störungen in das Gebiet der „Eiweißzerfallstoxikose" einordnen, d. h. der Vergiftung durch niedrig-molekulare, toxisch wirkende Proteinspaltprodukte. Da es sich jedoch in den geschilderten Fällen dieser Gruppe ausschließlich um Patienten handelt, die bereits mehrfache Transfusionen hinter sich hatten, z. T. Leukämiekranke, die bekanntlich Transfusionen gelegentlich besonders schlecht vertragen, wird die Beurteilung solcher Störungen ganz besonders schwierig, und man denkt dabei doch auch an Antigen-Antikörper-Reaktionen, evtl. durch Mitwirken von Autoantikörpern.

Die Beobachtungen von KRÜCKE und SEMMELROCH an 2 Transfusionstodesfällen nach Übertragung einer in 2 Teile geteilten überalterten, jedoch äußerlich normal aussehenden Konserve scheinen in die gleiche Gruppe zu passen. Wir kommen darauf im Abschnitt V noch zurück.

HEIM und andere Autoren denken weiterhin bei unklaren Störungen auch an den Einfluß organischer und anorganischer Stoffe: nicht-alkalifreien Glases, unstabilen Gummis, unstabiler Metalle usw. Doch sind dies nicht mehr als Hypothesen. Nach JUNKMANNs Untersuchungen sind nämlich die in Lösung gehenden Metallmengen keinesfalls toxisch. Ebensowenig ergaben in den Fällen von HEIM Gummianalysen toxische Substanzen. Sollten diese Stoffe wirklich gelegentlich eine Rolle spielen, so kann man sich das rein toxikologisch beim besten Willen nicht vorstellen. Erklärbar wäre eine Wirkung höchstens, wenn man ein Überempfindlichkeitsgeschehen, also eine Allergie, annimmt, sei es auch im

Sinne einer Haptenwirkung, d. h., daß der fragliche Stoff in Verbindung mit irgendeinem Eiweißkörper Allergeneigenschaft erlangt haben könnte. Auch von der Vorstellung einer Giftwirkung toxisch verunreinigten Citrats oder des Citrats als solchem muß man sich freimachen.

Nicht zu vergessen ist die Unverträglichkeit jeder Transfusion bei Kranken mit gewissen Erkrankungen des Blutes und der blutbildenden Organe, besonders des reticuloendothelialen Systems, die mit der Produktion von Autoantikörpern einhergehen. Hierzu gehören neben zahlreichen anderen besonders die neuerdings viel beachteten erworbenen hämolytischen Anämien. Doch sind nicht alle Störungen bei solchen Krankheiten hämolytisch bedingt, ebensowenig bei denjenigen Carcinomkranken, die Transfusionen schlecht vertragen. Der „zweite Faktor" von ZOLLINGER, der bei solchen Kranken die Unverträglichkeit mit auslöst, entzieht sich heute meist noch unserer Kenntnis.

CROSBY und STEFANINI beschrieben unter der Bezeichnung „Plasmatransfusionsreaktion" eine Störung mit Schüttelfrost, Fieber, Cyanose, Schmerzen verschiedenster Lokalisation und anschließender Hämolyse, auftretend bei Patienten mit hämolytischen Anämien, paroxysmaler nächtlicher Hämoglobinurie und Carcinomen im Endstadium, wobei Blutgruppen-Unverträglichkeit keine Rolle spielen soll. Die Ursache der Störung soll im Plasma des Spenders liegen, während gewaschene Blutkörperchen des gleichen Spenders reaktionslos vertragen werden. Es handelt sich also um eine Hämolyse der Empfänger-Erythrocyten. Die Symptome dieser Störung werden als Mikroembolien gedeutet, das ganze Geschehen als Verschiebung im Gerinnungssystem des Empfängerblutes aufgefaßt und mit den hämolytischen Anfällen bei der Kältehämoglobinurie verglichen. Auf Grund der zitierten Arbeit ist noch nicht zu ersehen, ob die geschilderten Störungen etwas bisher noch nicht Beschriebenes darstellen oder ob sie nicht auch durch Autoantikörper erklärt werden können. Jedenfalls befinden wir uns hier noch auf einem im Fluß befindlichen interessanten Grenzgebiet. Es würde zu weit führen, in dieser Arbeit alle damit zusammenhängenden Probleme zu besprechen, da hier allgemeinere Fragen abgehandelt werden sollen.

Die Übersicht über die Transfusionsstörungen wäre unvollständig, würden wir nicht auch die Transfusionszwischenfälle infolge fehlerhafter Indikationsstellung erwähnen, z. B. die Fälle von akutem Herzversagen bzw. Lungenödem bei zu schneller Transfusion bei Herzinsuffizienten, Störungen, die nicht selten sind, aber rein hämodynamisch erklärbar sind. Auch auf Störungen durch technische Fehler, z. B. Luftembolien, soll hier nicht eingegangen werden.

Als Transfusionsstörungen im weiteren Sinne kann man schließlich auch die Übertragung von Infektionskrankheiten bezeichnen, von denen Lues, Serumhepatitis und Malaria an Bedeutung an der Spitze stehen.

Auch diese Fragen gehören nicht mehr zu unserem Thema. Sie sind von SCHWENZER kürzlich ausführlich abgehandelt worden.

Wie schon aus dieser Übersicht zu entnehmen ist, kann die *klinische Differentialdiagnose* hinsichtlich der jeweiligen Ursache der Transfusionsstörung unter Umständen sehr schwer sein. Das Symptom des Schüttelfrostes, das Leitsymptom der pyrogenen Störungen, kann auch bei hämolytischen und allergischen Störungen vorkommen. Übelkeit und Erbrechen können außer bei hämolytischen auch einmal bei pyrogenen Störungen auftreten. Blutdruckabfall fehlt wohl bei den pyrogenen Störungen, erlaubt aber keine Abgrenzung der hämolytischen von schweren allergischen und „frühgift"-bedingten Zwischenfällen. Auch das Symptom der Atemnot, der Rest-N-Steigerung, der Oligurie kann vieldeutig sein: Beides wird bei allergischen wie bei hämolytischen Störungen beschrieben. Wir kommen deshalb ohne eine Analyse mittels spezieller Untersuchungen nicht zu einer sicheren Differentialdiagnose.

II. Untersuchungen zum Wirkungsmechanismus der Bluttransfusion.

Wir haben zunächst versucht, das pathogenetische Problem bei den nicht-hämolytischen Transfusionsstörungen von der Seite der vegetativen Regulation her zu erfassen. Wir glaubten, auf diesem Wege indirekt auf die ätiologischen Faktoren der Störungen schließen zu können. Zu diesem Zwecke haben wir es unternommen, vor, während und im Verlaufe von Transfusionsstörungen beim Empfänger in Abständen von 15 und 30 min das weiße Blutbild in Form differenzierter Leukocytenkurven zu verfolgen. Diese Untersuchungen haben sich nicht nur für die Beurteilung der Pathogenese von Störungen als aufschlußreich erwiesen, sondern sie ergaben darüber hinaus ganz allgemein neue Einblicke in den biologischen Wirkungsmechanismus der Bluttransfusion als solcher. Es mußten ja zum Vergleich auch differenzierte Leukocytenkurven im Verlauf *ungestörter* Transfusionen gemacht werden. Und hier stießen wir auf die unerwartete Beobachtung, daß auch die störungsfrei vertragene Bluttransfusion beim Empfänger in jedem Falle gewisse Blutbildveränderungen zur Folge hat, durchschnittlich wohl geringeren Ausmaßes als die gestörte Transfusion, aber nicht grundsätzlich von dieser verschieden.

Die Blutbilder wurden jeweils vor und unmittelbar (5 min) nach der Transfusion abgenommen und weiter nach 15, 30, 60, 90 und 120 min. Die bei Auszählung von je 200 weißen Zellen erhobenen Prozentwerte wurden in absolute Werte umgerechnet.

Betrachten wir zunächst die *ungestörten Fälle*. Hier zeigt sich bei etwa der Hälfte der Fälle unmittelbar nach der Transfusion folgendes

Bild: Mäßiger Anstieg von Gesamtleukocyten und Segmentkernigen, entweder sofort oder (seltener) nach leichter leukopenischer Vorphase, Anstieg der Stabkernigen, *Sturz der Eosinophilen* und/oder Abfall der Lymphocyten (s. Abb. 1 u. 2).

Bei der anderen Hälfte der Fälle traten folgende Veränderungen auf: Gleichbleiben oder geringer Anstieg von Gesamtleukocyten und Segmentkernigen, Anstieg der Stabkernigen, deutlicher *Anstieg der Eosinophilen*, Gleichbleiben der Lymphocyten (s. Abb. 3 u. 4).

Wir finden also bei der störungsfrei vertragenen Bluttransfusion zwei verschiedene Reaktionstypen beim Empfänger: Der erste Typ entspricht dem Bild, wie es sich z.B. nach einer Adrenalininjektion, im Beginn akuter Infekte, nach

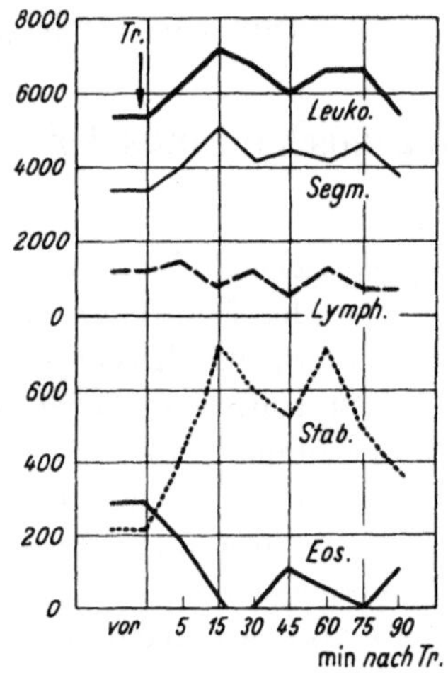

Abb. 1. Ungestörte Transfusion. Stress-Typ (Eosinophilensturz).

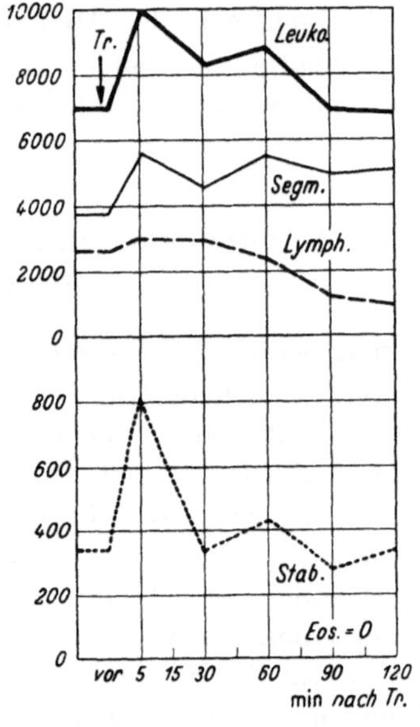

Abb. 2. Ungestörte Transfusion. Stress-Typ (Lymphocytenabfall).

Pyrifer und auch nach Injektion pyrogener Bakterien-Polysaccharide (WESTPHAL) abspielt. Wir kennen solche Kurven aus den Arbeiten HOFFs und finden sie neuerdings in den Arbeiten SELYEs unter der Bezeichnung der Alarmreaktion im Rahmen des "Stress" wieder. Hauptkennzeichen des humoralen Geschehens, das sich im weißen Blutbild widerspiegelt, ist in diesem Falle neben dem Leukocytenanstieg der Eosinophilensturz, weniger regelmäßig der Lymphocytenabfall.

Die Auffassung einer Wirkung der störungsfrei vertragenen Bluttransfusion als Stress ist nichts grundsätzlich Neues. Schon in den älteren Arbeiten HOFFs (1934) über Blutbild und vegetative Regulation findet sich der Hinweis, daß auch bei Transfusionen der beschriebene gesetzmäßige Verlauf der Leukocytenregulation auftreten könne, der bei Reizungen des Sympathicus, nach Pyrifer, nach Luftfüllung der Hirnventrikel usw. zu beobachten ist. HOFF führt diese Verschiebungen im weißen Blutbild auf den gemeinsamen Nenner einer sympathikotonen Verschiebung des vegetativen Gleichgewichts zurück, die untrennbar verbunden ist mit einer Verschiebung des p_H in saurer Richtung bzw. mit einer Abnahme der Alkalireserve. SELYE faßt unter seinem Begriff des Stress bekanntlich ein grundsätzlich ähnliches Geschehen zusammen, konnte jedoch nachweisen, daß im Wirkungsmechanismus dieses Vorgangs der Weg über eine Aktivierung des Hypophysenvorder-

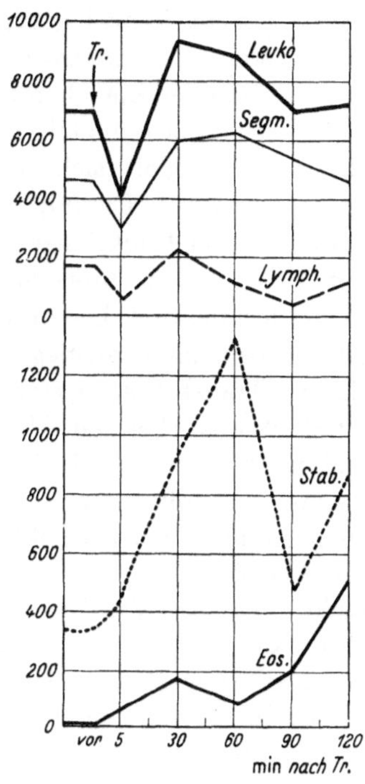

Abb. 3. Ungestörte Transfusion. Allergischer Typ (Eosinophilie).

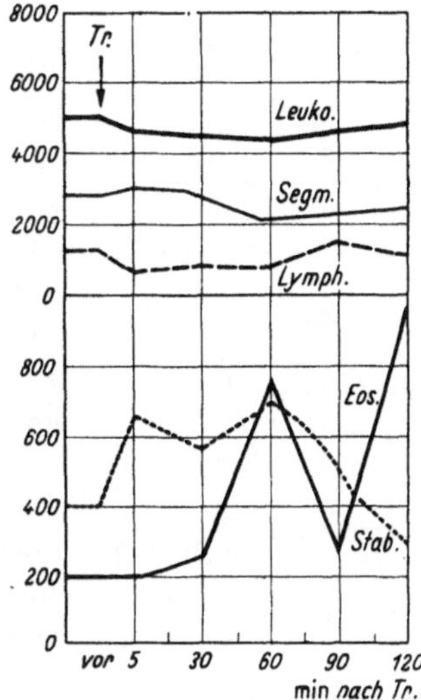

Abb. 4. Ungestörte Transfusion. Allergischer Typ (Eosinophilie).

lappens (ACTH) und der Nebennierenrinde verläuft. Die von früher bekannte unspezifische Reizwirkung und Umstimmungswirkung der Bluttransfusion, die ja über eine Substitutionswirkung von Blutzellen und Bluteiweißkörpern weit hinausgeht, wird nach diesen neueren Anschauungen zwanglos durch eine Aktivierung der Nebennierenrinde erklärt.

Wir haben erstmals auf der 2. Deutschen Bluttransfusionskonferenz 1952 diese Auffassung der Wirkung der Transfusion als Stress entwickelt, und weitere inzwischen durchgeführte Untersuchungen haben uns in dieser Auffassung bestärkt. Inzwischen haben MOELLER und WENDLAND aus der BRUGSCHschen Klinik diese Wirkung bestätigt und durch den Nachweis einer gesteigerten 17-Ketosteroid-Ausscheidung nach der Transfusion untermauert. Wir selbst sind aus ähnlichen Untersuchungen durch äußere Umstände herausgerissen worden.

Im Gegensatz zu den oben genannten Autoren sind wir auf Grund unseres größeren Untersuchungsgutes jedoch der Meinung, daß diese Stress-Wirkung nur für einen Teil der Transfusionen zutrifft. Ebenso oft tritt nach unseren Erfahrungen eine zweite, dem Stress entgegengesetzte Reaktion auf, die durch den primären Anstieg der Eosinophilen für einen andersartigen Mechanismus, nämlich für einen allergischen spricht. Wir sind der Auffassung, daß diese beiden Reaktionstypen zwei entgegengesetzten Verhaltensweisen des Empfängerorganismus entsprechen und nicht etwa zwei Phasen eines einheitlichen Geschehens. Denn es handelt sich nicht etwa um diejenige Form von Eosinophilie, die aus der Heilphase von Infektionen bekannt ist und die HOFF z. B. mehrere Stunden nach der Pyriferinjektion beschreibt, sondern um einen Eosinophilenanstieg unmittelbar nach der Transfusion innerhalb von Minuten und ohne vorherigen Abfall. Die Leukocytenkurven, die wir bei diesem zweiten Reaktionstyp beobachteten, entsprechen denjenigen nach einer Injektion von *Histamin* (s. Abb. 5).

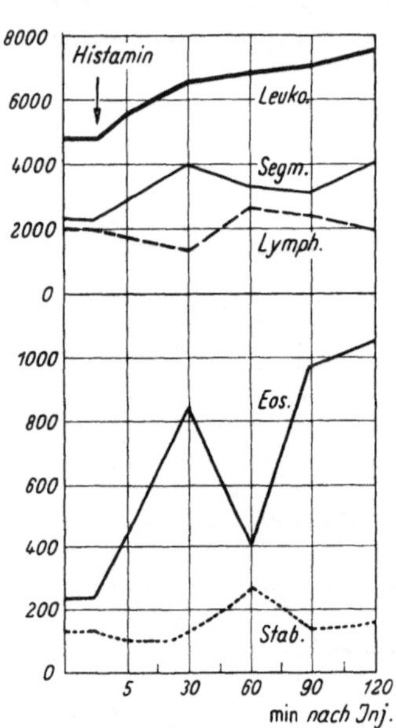

Abb. 5. Injektion von 1 cm³ Histamin
1 : 1000.

Dabei braucht diese Art der Reaktion ebensowenig wie die Stress-Form mit irgendwelchen klinischen Störungszeichen einherzugehen. Es ist die unterschwellige Reaktion des gegen das Spenderblut oder in diesem befindliche Stoffe irgendwie sensibilisierten Empfängerorganismus, sensibilisiert entweder durch vorangegangene Transfusionen oder primär überempfindlich aus vorerst unerklärlichen Gründen oder auch sensibilisiert durch das Grundleiden. Die Rolle des Grundleidens scheint nur eine sehr bedingte zu sein. Wir beobachteten diese allergische Form der Reaktion zwar bei Kranken mit chronischer Polyarthritis, Colitis ulcerosa, Lymphogranulomatose und perniciöser Anämie, aber ebenso häufig auch bei einfachen Blutungsanämien, z. B. nach Ulcus duodeni, und bei verschiedenen Krankheiten ohne jede allergische Komponente.

Die nachträgliche Prüfung solcher Fälle auf Allergie gegen das Spenderserum mittels Intracutanprobe mit 1 : 10 verdünntem Spenderserum (s. Abschn. III) ergab stets positive Hautreaktionen.

Wiederholt konnten wir beobachten, daß Patienten, die bei Ersttransfusion eine Stress-Reaktion gezeigt hatten, bei späteren Transfusionen mit allergischen Blutbildveränderungen reagierten. Doch bestehen hier offenbar keine Regelmäßigkeiten, und auch das Umgekehrte kam vor.

Neben den beiden beschriebenen Reaktionstypen sahen wir vereinzelt auch Fälle mit einer *biphasischen Reaktion*: Eosinophilenanstieg nach initialem Sturz oder Wechsel zwischen beiden Reaktionsformen (s. Abb. 6).

Wir sehen aus diesen Untersuchungen, daß auch die störungsfrei vertragene Bluttransfusion für den Organismus des Empfängers eine vegetativ-hormonale Belastung darstellt, die zu tiefgreifenden Umstimmungsabläufen führt. Eben das ist es ja, was der Kliniker unter anderem mit der Transfusion erreichen will. Es ist jedoch nach diesen Ergebnissen nicht mehr zulässig, eine Transfusionsstörung als „Reaktion" zu bezeichnen, sondern wir müssen von nun an zwischen Reaktion als etwas Physiologischem und Störung als etwas Pathologischem unterscheiden. Wir glauben nicht, daß die beschriebenen reaktiven Veränderungen etwa durch unterschwellige Mengen von Pyrogenen bedingt sein könnten und insofern doch etwas Pathologisches, nämlich eine unterschwellig verlaufende Transfusionsstörung, darstellten. Wir glauben das um so weniger, als die beschriebenen Reaktionen nahezu ausnahmslos

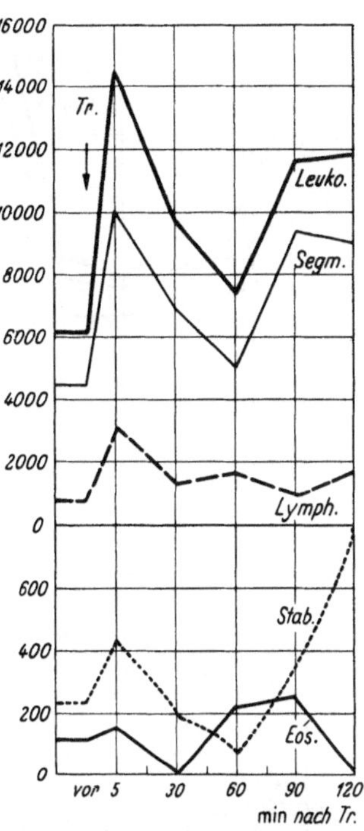

Abb. 6. Ungestörte Transfusion.
Biphasische Reaktion.

bei jeder Transfusion zu beobachten sind, und man wird nicht annehmen wollen, daß jedes Blut pyrogen-verunreinigt sei.

Interessant ist, daß auch stark pathologische Blutbilder, z. B. bei Leukämien bzw. Myeloblastosen, diese Leukocytenveränderungen mitmachen können. Keine Reaktion zeigten unter unseren Fällen lediglich Blutbilder mit schon vorher bestehenden hohen Leukocytosen und ein Fall mit schon vorher bestehender hoher Eosinophilie. Fälle mit normalen oder etwa normalen weißen Blutbildern reagierten ausnahmslos.

Wenden wir uns nun den *Leukocytenveränderungen bei den Transfusionsstörungen* zu, die ja den Ausgangspunkt dieser Untersuchungen bildeten. Hier fanden wir keine grundsätzlich andersartigen Veränderungen als bei den ungestörten Transfusionen, nur in der Regel von stärkerem Ausmaß. Es bestehen also keine qualitativen, sondern im ganzen nur oftmals quantitative Unterschiede. Auch hier stehen sich die beiden gegensätzlichen Reaktionstypen gegenüber: Bei Schüttelfrost-Fällen fanden wir in der Regel die Stress-Form: Leukocytose (vielfach höher als bei ungestörten Fällen), oft nach kurzer initialer Leukopenie, Vermehrung der Segment- und Stabkernigen, Abnahme der Lymphocyten, Sturz der Eosinophilen (vgl. WESTPHALs Beobachtungen bei Injektion von Bakterien-Polysacchariden). Das Ausmaß des Eosinophilensturzes erfüllte stets die Forderungen des Thorn-Testes, d. h., er betrug mindestens 50%

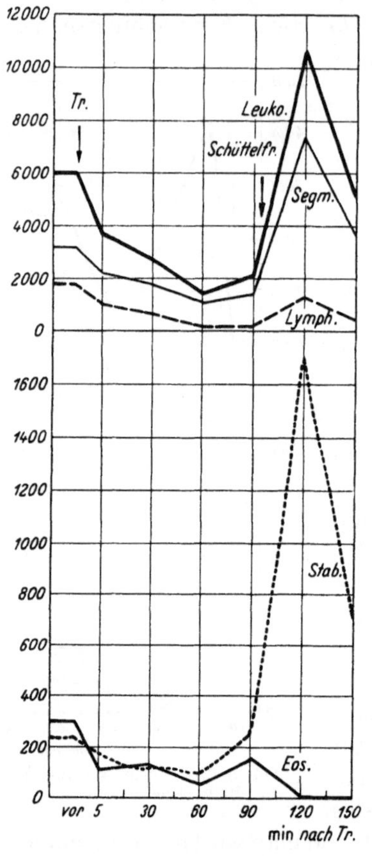

Abb. 7. Transfusion mit Schüttelfrost.

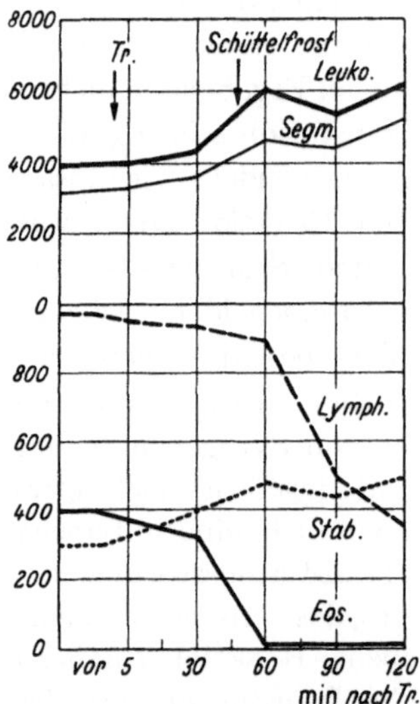

Abb. 8. Transfusion mit Schüttelfrost.

des Ausgangswertes, meistens verschwanden die Eosinophilen sogar ganz. Diese Angaben gelten auch für den Eosinophilensturz bei den ungestörten Fällen. Abb. 7 zeigt einen Transfusions-Schüttelfrost mit ausgesprochener leukopenischer Anfangszacke und folgender Leukocytose. Bei einem anderen, klinisch gleichen Fall (Abb. 8) kommt es dagegen nur zu geringen Veränderungen der Segmentkernigen und der Gesamtleukocyten. Die charakteristischen Verschiebungen bei den Stabkernigen, Lymphocyten und besonders den Eosinophilen sind jedoch bei beiden Fällen in ähnlicher Weise zu beobachten.

Bei manifesten allergischen Störungen zeigte sich umgekehrt ein signifikanter Eosinophilenanstieg, wobei Gesamtleukocyten und Segmentkernige gleichblieben oder schwach anstiegen, die Stabkernigen sich deutlich vermehrten und

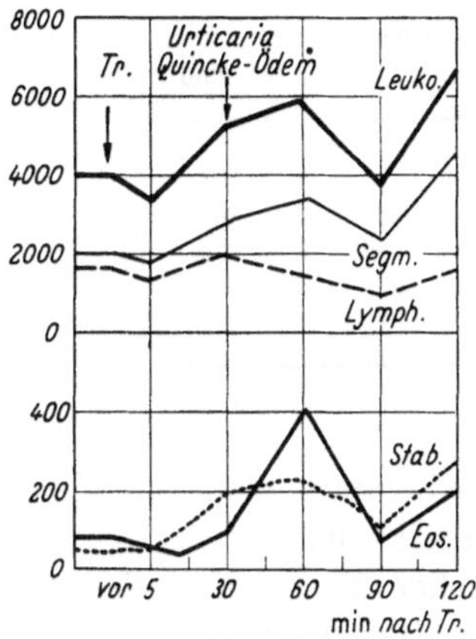

Abb. 9. Transfusion mit Urticaria und Quincke-Ödem.

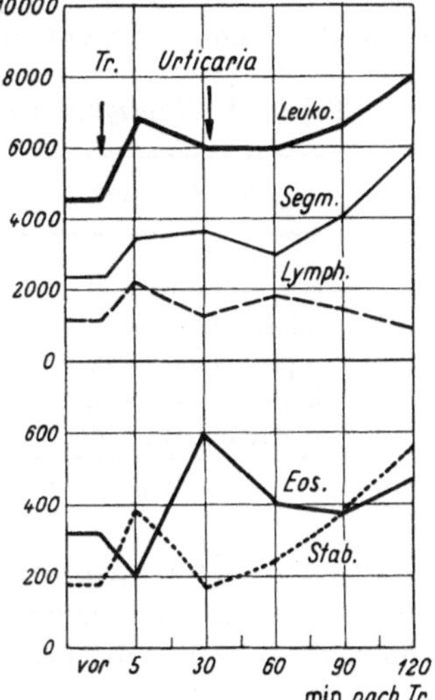

Abb. 10. Transfusion mit Urticaria.

die Lymphocyten nicht reagierten (Abb. 9 u. 10).

Ausnahmsweise fanden sich auch bei gestörten Fällen (Schüttelfrösten) biphasische Reaktionen (Abb. 11), auf deren Deutungsmöglichkeiten wir in Abschnitt VII zurückkommen.

HOFF hat seine Blutbilder in größeren Abständen als wir gemacht und ist dadurch vielleicht teilweise zu anderen Spätergebnissen gekommen. Sicher ist ihm aber ein Teil der von uns gefundenen Frühreaktionen entgangen. Auf Grund der Erfahrung an einzelnen Fällen versprachen wir uns von einer Verfolgung der Leukocyten über die Dauer von 2 Std. nach der Transfusion hinaus nicht mehr viel, da das gesamte Geschehen in

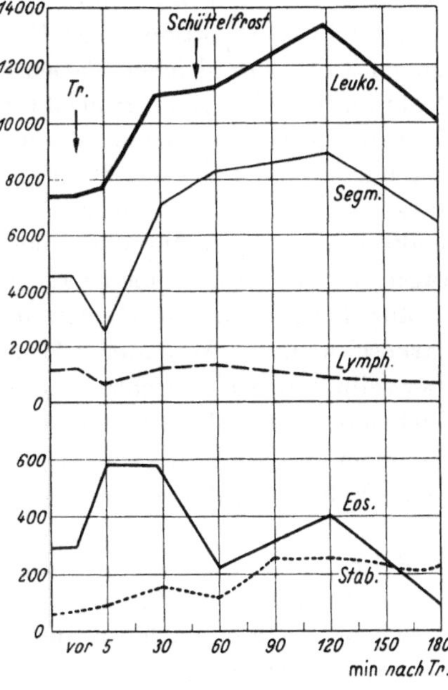

Abb. 11. Transfusion mit Schüttelfrost. Biphasische Reaktion.

der Regel nach 2 Std. abgeklungen war und die Leukocytenwerte wieder zu den Ausgangspunkten zurückgekehrt waren.

Die Zahl der auf die geschilderte Weise untersuchten Fälle betrug 60, davon 38 ohne Störung, 22 mit Störung. Die verschiedenen Reaktionsformen fanden sich im einzelnen in folgender Häufigkeit:

Tabelle 1. *Häufigkeit der verschiedenen Blutbild-Reaktionen.*

Form der Reaktion	ohne Störung	mit Störung	Gesamt
Stress-Typ.	13	16	29
allergischer Typ . .	17	3	20
biphasische Reaktion	2	2	4
keine Reaktion bei pathol. Blutbild .	6	1	7
Insgesamt	38	22	60

Bei unseren Untersuchungen haben wir noch einige *Einzelbeobachtungen* gemacht, die hier geschildert werden sollen:

Zunächst wollten wir feststellen, welcher Bestandteil des transfundierten Blutes die Reaktionen am Empfängerblutbild auslöst, ob hierbei mehr das Plasma oder mehr die Erythrocyten wirksam sind. Dazu haben wir bei einer Blutkonserve das Plasma abpipettiert und zunächst den Erythrocytenbrei transfundiert. Er ergab eine, wenn auch geringe, Stress-Reaktion. Das Plasma der gleichen Konserve, am folgenden Tage dem gleichen Patienten übertragen, ergab eine allergische Reaktion, jeweils nur im Blutbild, also ohne manifeste Störungszeichen. Es wäre noch an größerem Material nachprüfungswert, ob dieses Verhalten einer Gesetzmäßigkeit entspricht. Daß das Plasma für allergische Reaktionen verantwortlich ist, liegt auf der Hand. Ob für die Stress-Reaktion nur die Erythrocyten oder das Gesamtblut verantwortlich ist, wagen wir aus diesem einen Fall nicht zu sagen.

Zur Frage von Reaktionen und Störungen bei Transfusionen in Narkose wird in Abschnitt VII noch gesondert Stellung genommen. Hier sei nur so viel berichtet, daß ein Fall von Narkose-Transfusion die Zeichen der Stress-Reaktion zeigte wie die Fälle ohne Narkose, während bei einem zweiten Fall keine Leukocytenveränderungen auftraten. Der zweite Fall ist nicht voll zu beurteilen, da er primär keine Eosinophilen hatte.

Bei einem Patienten mit Pneumonie wurde die Gesamt-Blutmenge in zwei Teile geteilt: Auf die erste Hälfte, die störungsfrei vertragen wurde, reagierte er nach Art des allergischen Typs. Bei der Restblutmenge am folgenden Tag (aus dem Eisschrank) trat ein Schüttelfrost auf mit Leukocytenverschiebungen vom Stress-Typ.

Ein Fall von Paramyeloblastose benutzte all seine verfügbaren Leukocytenformen bis zu den Myelocyten zur Stress-Reaktion (ohne Störung) und zeigte gleichzeitig den üblichen Eosinophilensturz. Ein anderer Fall von Myeloblastose zeigte unter einem Schüttelfrost einen mäßigen Anstieg all seiner weißen Formen bis einschließlich Myeloblasten. Lymphocyten und Eosinophile fehlten ihm jedoch schon von vornherein und erschienen auch nicht während der Störung.

Zum Vergleich haben wir *Leukocytenkurven bei anderen Infusionen und Injektionen* gemacht. Ihre Ergebnisse waren, wie erwartet, folgende:

Physiologische Kochsalzlösung führt ebenso wie isotonische Traubenzuckerlösung (je 500 cm³ intravenös) zu keinen wesentlichen Blutbildveränderungen (s. Abb. 12). Bei Histamin (1 cm³ 1 : 1000 subcutan) tritt ein starker Anstieg der Eosinophilen und ein geringerer der Stabkernigen auf, während Segmentkernige und Gesamtleukocyten gleichbleiben (Abb. 5). Bei Nor-Adrenalin zeigt sich nach 0,5 mg subcutan geringer Anstieg der Gesamtleukocyten, Segmentkernigen und Stabkernigen, Gleichbleiben der Eosinophilen. Bei Adrenalin (0,5 mg sub-

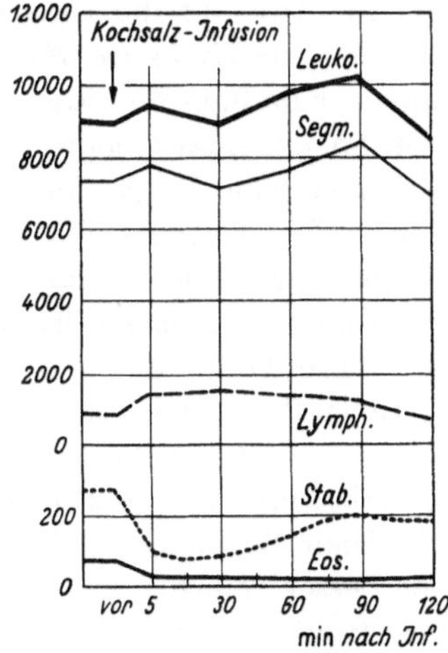

Abb. 12. Infusion von 500 cm³ physiologischer Kochsalzlösung.

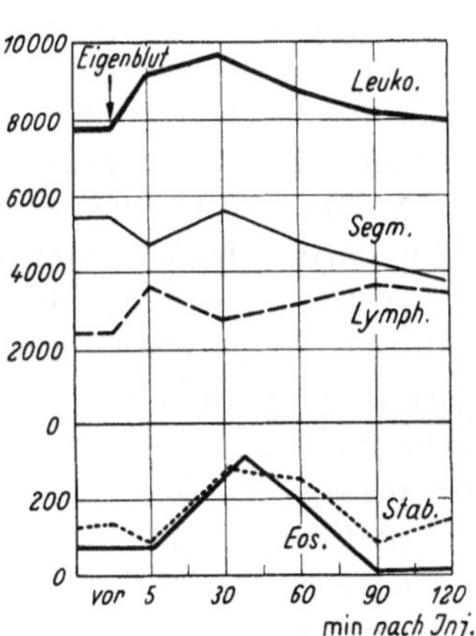

Abb. 13. Intramuskuläre Injektion von 10 cm³ Eigenblut.

cutan) die bekannten, bereits geschilderten Veränderungen. Eine Eigenblutinjektion zeigt eine leicht biphasische Reaktion der Eosinophilen: zuerst Anstieg, dann Sturz bis auf 0, also die oben beschriebene und gelegentlich in unserem Material vorkommende biphasische Form (Abb. 13).

Bennett hat bei Affen ähnliche Leukocytenkurven nach Pyrogeninjektionen und im anaphylaktischen Schock beschrieben und wie wir im ersten Fall einen Eosinophilensturz, im zweiten einen Eosinophilenanstieg gefunden.

CECILY CHAPMAN hat eine biologische Pyrogenprobe angegeben. Danach soll die Injektion pyrogenhaltigen Materials im Tierversuch einen Leukocytensturz verursachen, der für die Diagnose der Pyrogenhaltigkeit typisch sei. Dies würde ganz im Widerspruch zu unseren Befunden am Menschen stehen. Auch WESTPHAL fand bei seinen Tierversuchen wie wir beim Menschen und im Gegensatz zu CHAPMAN eine deutliche Leukocytose, der nur eine kleine leukopenische Zacke vorausging. SCHÜRCH, WILLENEGGER und KNOLL bringen in ihrem Buch auch bereits einige, allerdings nicht einheitliche Befunde zur Frage der Leukocytenbewegung nach Transfusionen.

Die Gesetzmäßigkeiten, die sich aus diesen Beobachtungen ergeben, erlauben uns für den Wirkungsmechanismus der Transfusion wie für die Beurteilung von Transfusionsstörungen einige *Schlüsse*. Der Empfängerorganismus hat zwei Möglichkeiten, auf die Zufuhr transfundierten Blutes zu reagieren. Die Reaktion erfolgt je nach seiner fehlenden oder bestehenden Sensibilisierung unter dem Bilde des Stress oder der allergischen Reaktion. Zur Sensibilisierung können offenbar auch autoallergische oder infektallergische Vorgänge beitragen. Bei Transfusionsstörungen kann aus dem Typ der Reaktion in etwa auf die Ursache der Störung geschlossen werden: *Pyrogene wirken im Sinne des Stress, Eiweißunverträglichkeit im Sinne der Allergie.* Kombinierte oder biphasische Reaktionen bei Schüttelfrost lassen an ein Zusammenwirken von pyrogenen und allergischen Faktoren denken, eine Frage, auf die wir in Abschnitt VII zurückkommen werden. Die Gegensätzlichkeit bzw. Bipolarität beider Reaktionsformen wird durch die Auffassung neuerer Autoren gestützt. Hier sei nur an die antiallergische Wirkung des ACTH bzw. des Cortison erinnert. Die frühere Auffassung von der Bipolarität sympathikotoner und vagotoner Einstellung, von sympathikotonem und vagotonem Blutbild (HOFF) dürfte wohl durch die neueren Erkenntnisse überholt sein; d. h., unsere Blickrichtung liegt jetzt etwas anders, und diese neue Blickrichtung wird vielen Beobachtungen der normalen und der pathologischen Physiologie besser gerecht. Auch das Verständnis des Wirkungsmechanismus der Bluttransfusion wie das der Pathogenese der Transfusionsstörungen ist im Lichte dieser Zusammenhänge leichter.

III. Nachuntersuchungen einzelner Transfusionsstörungen.

Bevor auf unser Beobachtungsgut als ganzes eingegangen wird, seien die Ergebnisse von Nachuntersuchungen selbst beobachteter Transfusionsstörungen der eigenen Klinik dargestellt. Es wurde innerhalb eines Jahres sämtlichen in der Klinik vorkommenden Transfusionsstörungen nachgegangen, um — über die dargestellten Leukocytenbewegungen hinaus — in jedem Einzelfall Gesichtspunkte für die Pathogenese zu erhalten und dann daraus für die Auswertung des Gesamtmaterials Schlüsse zu ziehen. Dabei wurden 36 Fälle einer eingehenden Nachuntersuchung unterzogen, um festzustellen, inwieweit bei der beobachteten Störung blutgruppenbedingte, allergische oder rein pyrogene Faktoren eine Rolle gespielt hatten. Von diesen 36 Fällen boten 6 klinisch eindeutige allergische Symptome (Urticaria, Quincke-Ödem, Eosinophilie), alle anderen zeigten Schüttelfrost und Fieber ohne sonstige Erscheinungen. Bei 17 dieser Fälle waren gleichzeitig differenzierte Leukocytenkurven gewonnen worden (vgl. Abschnitt II).

Die 6 allergischen Störungen bzw. Reaktionen verteilten sich auf 2 Fälle von chronischer Polyarthritis (jeweils Ersttransfusionen), 1 Fall von Magenulcusblutung (2. und 3. Transfusion) und 1 Fall von Amyloidose bei tuberkulösem Pleuraempyem (1. und 2. Transfusion).

In jedem Fall einer Transfusionsstörung wurden folgende nachträglichen Untersuchungen gemacht:

1. Untersuchungen zum Nachweis oder Ausschluß einer blutgruppenbedingten bzw. hämolytischen Störung.

a) Nachträgliche Wiederholung der Kreuzprobe nach Dahr: Spenderblutkörperchen aufgeschwemmt in physiologischer Kochsalzlösung sowie in AB-Serum und bei 37° mit Empfängerserum zusammengebracht, Ablesung nicht vor 30 min.

b) Nachträgliche Kontrolle der Blutgruppen und des Rh-Faktors bei Spender und Empfänger.

c) Urinuntersuchung auf Urobilinogenvermehrung, auf Bilirubin und freies Hämoglobin unmittelbar nach der Störung und 24 Std. später.

d) Spektroskopische Untersuchung des Empfängerserums auf freies Hämoglobin unmittelbar nach der Störung und 24 Std. später.

e) Quantitative Bestimmung des Serumbilirubins im Empfängerserum unmittelbar nach der Störung und 24 Std. später.

f) Bestimmung des Reststickstoffs im Empfängerblut unmittelbar nach der Störung und 24 Std. später.

g) Ausführung der Serumlabilitätsreaktionen (Takata, Thymol, Weltmann, Cadmium) im Empfängerserum unmittelbar nach der Störung und 24 Std. später.

2. Untersuchungen zum Nachweis oder Ausschluß einer Allergie gegen Spenderserum.

Intracutane Testung des Empfängers mit je 0,05 cm³ 1 : 10 mit physiologischer Kochsalzlösung verdünnten Spenderserums. Kontrolle durch die gleiche Menge eines gleich verdünnten Kontrollserums, durch physiologische Kochsalzlösung und Histamin 1 : 1000.

Diese einfache Form des Nachweises zellständiger Antikörper gegen das Spenderserum hatte sich uns in dem beschriebenen Fall von allergischer Polyneuritis nach Transfusion bewährt. Da diese Methode uns für den Nachweis allergischer Ursachen einfacher, besser zu beurteilen und für den Untersuchten unschädlicher erschien als die von anderen Autoren durchgeführte nachträgliche intramuskuläre Probeinjektion einiger Kubikzentimeter Spenderserums (FISCHER, KARCHER), haben wir ausschließlich von ihr Gebrauch gemacht. Da diese Probe durch negativen Ausfall nie im Stich ließ, wo doch ein Antikörpernachweis erwartet werden konnte, bestand kein Bedarf für die Probeinjektion größerer Serummengen.

Der Versuch eines Nachweises frei zirkulierender Antikörper im PRAUSNITZ-KÜSTNERschen Versuch hat sich wegen der negativen Ausfälle für unsere Fragestellung nicht bewährt. Offenbar genügt hier die Antikörperkonzentration im Empfängerserum nicht, während die bei der Intracutanprobe nachweisbaren zellständigen Antikörper kräftiger sind.

Die Testung wurde in der Regel zwischen dem 2. und 8. Tag nach der Transfusionsstörung vorgenommen. Die Ablesung erfolgte in üblicher Weise nach 20 bis 30 min.

3. Untersuchungen zum Nachweis von Pyrogenen.

Solche Untersuchungen stoßen auf die größten Schwierigkeiten und sind in zuverlässiger Weise praktisch noch nicht möglich. Insbesondere ist es für die gewünschte Analyse eines Einzelfalles erschwerend, daß es eine direkte Nachweismöglichkeit für die ursächliche Bedeutung von pyrogenen Polysacchariden oder Polypeptiden bei einer beobachteten Transfusionsstörung nicht gibt. Es ist bis jetzt nicht möglich, etwa wie bei der Testung auf Allergie einen Hauttest durchzuführen, der bei Patienten nach einer pyrogenbedingten Störung positiv, bei anderen negativ ausfiele. Der Versuch der Testung mit starken Verdünnungen solcher Pyrogene im Sinne einer polyvalenten Antigenmischung würde nach WESTPHAL nur starke lokale Entzündungserscheinungen hervorrufen, die der Reizwirkung des hochwirksamen Reizstoffes und nicht einer spezifischen Antigen-Antikörper-Reaktion zuzuordnen wären. Es ist auch nicht zu erwarten, daß durch vorherige Sensibilisierung diese Hautreaktion irgendwie abgewandelt würde im Sinne einer Abschwächung oder Verstärkung. Auch der von der Weltgesundheitsorganisation herausgebrachte Pyrogen-Standard (PERRY) dient anderen Fragestellungen und läßt sich für unsere Zwecke nicht verwenden (PRIGGE, persönliche Mitteilung). Die einzige Möglichkeit ist, mit dem Rest des Spenderblutes

Kaninchen oder Ratten zu injizieren und deren Temperaturkurven zu beobachten (DE GOVIN). Aus der Praxis verschiedener Blutbanken und persönlichen Mitteilungen von Kollegen, die sich damit beschäftigt haben, hat sich jedoch gezeigt, daß dieser Weg in der Praxis nicht weiter hilft und nicht die Erwartungen erfüllt hat. Man muß also vorläufig noch sagen: Nach Ausschluß von Blutgruppen-Unstimmigkeit und Hämolyse sowie nach Ausschluß einer Allergie gegen Spenderserum kann man eine rein fieberhafte Störung ohne Blutdruckabfall mit gutem Grund auf die Anwesenheit von Pyrogenen beziehen.

Die *Ergebnisse* unserer Nachuntersuchungen waren folgende:

Bei allen 36 Fällen war die nachträgliche Kreuzprobe in Kochsalzlösung wie in AB-Serum eindeutig negativ und die Blutgruppen einschließlich Rh-Faktor in Ordnung. Das bedeutet, daß weder die allergisch gestörte Transfusion noch vor allem der einfache Schüttelfrost etwas mit Blutgruppen zu tun hat.

Urobilinogen, Bilirubin und Hämoglobin waren im Urin stets negativ, sowohl gleich nach der Transfusionsstörung wie 24 Std. später.

Das Serumbilirubin stieg bei 1 Fall nach der Transfusionsstörung etwas über 1 mg-% an, war aber nach 24 Std. wieder unter 0,5 mg-%, bei 2 weiteren Fällen fand sich ein minimaler Anstieg auf 0,6 bzw. 0,7 mg-%, 24 Std. später ebenfalls wieder unter 0,5 mg-%.

Freies Hämoglobin war im Serum in 4 Fällen in geringer Menge nachweisbar. Doch halten wir diese Befunde für nicht verwertbar, da das Untersuchungsmaterial in großer Winterkälte einen weiten Weg von der Klinik ins chemische Laboratorium transportiert werden mußte und deshalb eine Kältehämolyse angenommen werden konnte.

Der Rest-N stieg bei 9 Fällen nach dem Schüttelfrost und auch noch am folgenden Tag auf leicht erhöhte Werte um 45 mg-%. Unter diesen Fällen sind jedoch Patienten mit Ulcusblutungen, bei denen der Anstieg auch hypochlorämisch gedeutet werden kann. Zudem ist eine Rest-N-Steigerung nur in Verbindung mit Hämolyse-Erscheinungen differentialdiagnostisch verwertbar, da auch die allergische Reaktion Rest-N-Steigerungen verursachen kann (EICKHOFF).

Die Serumlabilitätsreaktionen waren nach dem Schüttelfrost und am folgenden Tag stets unverändert, wenn sie nicht schon durch das Grundleiden vorher pathologisch waren.

Aus diesen Befunden kann geschlossen werden, daß in keinem der beobachteten Fälle von Transfusionsstörungen, also auch in keinem Fall von Schüttelfrost, eine sichere Hämolyse gefunden werden konnte. Damit würde die Auffassung der meisten neueren Autoren bestätigt, daß der einfache Schüttelfrost — ebenso wie die allergische Transfusionsstörung — mit Blutgruppen und mit Hämolyse nichts zu tun hat.

Allergie gegen Spenderserum ließ sich durch die Intracutanprobe nachweisen

bei 5 der 6 allergischen Störungen,
bei 13 der 30 fieberhaften Störungen.

Bei den auf Spenderserum positiv reagierenden Fällen fand sich auf ein Kontrollserum

bei 8 Fällen ebenfalls positive Reaktion,
bei 4 Fällen schwächer positive Reaktion,
bei 6 Fällen negative Reaktion.

Die Kochsalzkontrollen waren stets negativ, so daß eine Vortäuschung durch nachwirkenden Dermographismus oder unspezifischen Reiz ausgeschlossen werden kann, denn die Ablesungen erfolgten stets, wie vorgeschrieben, erst nach 20—30 min. Die Histaminkontrollen ergaben stets die üblichen stark positiven Hautreaktionen.

Daraus ist zu schließen, daß eine Allergie gegen Spenderserum nicht nur bei den allergischen Störungen, sondern auch bei einem Teil (etwa 40%) der Schüttelfrost-Fälle irgendeine Rolle spielt. Welche Bedeutung diesen Befunden beigemessen werden kann, ist in Abschnitt VII noch ausführlicher zu besprechen.

Wir glauben aus unseren Einzeluntersuchungen den Schluß ziehen zu dürfen: Es ist erlaubt, die rein fieberhaften Transfusionsstörungen, die an Häufigkeit an der Spitze aller Störungen stehen, als nicht-blutgruppenbedingt bzw. nicht-hämolytisch anzusehen, auch wenn nicht in jedem Fall eine Nachuntersuchung mittels Kreuzprobe und auf Hämolyse durchgeführt worden ist. Es ist erlaubt, Transfusionsstörungen mit allergischen Symptomen, auch wenn sie vereinzelt mit Fieber oder Schüttelfrost einhergehen, auf eine Allergie gegen Spenderserum zu beziehen, auch wenn Kreuzproben und Hämolyseproben nicht durchgeführt worden sind.

IV. Häufigkeit von Transfusionsstörungen.

Die Bewertung und der Vergleich verschiedener bisher vorliegender Häufigkeitsstatistiken über Transfusionsstörungen macht die allergrößten Schwierigkeiten; zunächst einmal deshalb, weil es teilweise vom subjektiven Ermessen des beobachtenden Klinikers abhängt, was er als Transfusionsstörung oder gar als Transfusionsschaden bzw. „Zwischenfall" bezeichnet. Einzelne Beobachter werten nur die ausgesprochenen „Zwischenfälle", also bedrohliche Ereignisse, die den transfundierenden Arzt in jedem Fall zu nachträglichen serologischen Untersuchungen veranlassen. Andere fassen bereits ein Frösteln oder eine geringe Temperatursteigerung als Störung auf. Außerdem kommt man zu ganz verschiedenen Ergebnissen, wenn man es dem transfundierenden Arzt selbst überläßt, das zu melden oder dem nachzugehen, was er als Störung auffaßt. Psychologische Momente spielen hier hinein, Ängstlichkeit und besonderes Verantwortungsgefühl auf der einen Seite, eine gewisse psychische Robustheit auf der anderen Seite, in jedem Falle jedoch eine Neigung, über gut ausgegangene Zwischenfälle zur Tagesordnung überzugehen, um mögliche Unannehmlichkeiten zu vermeiden. Das sei keine Kritik, sondern nur eine Feststellung immer wieder beobachteter Tatsachen, die besonders für klinische Assistenten zutreffen und psychologisch verständlich erscheinen.

Ein absolut schiefes Bild von der Häufigkeit der einzelnen Arten von Transfusionsstörungen und ihrer Ursachen erhält jedenfalls der Serologe, der von der Zahl der ihm als Zwischenfälle gemeldeten Transfusionsstörungen oder der ihm eingesandten Blutproben ausgeht; denn der Kliniker meldet ihm eben nur die bedrohlich erscheinenden Störungen. So kann es geschehen, daß in einer neueren Arbeit von HENNING und PETTENKOFER aus dem Robert-Koch-Institut der Satz zu lesen ist: „Die Erfahrung hat gelehrt, daß sich die meisten Schüttelfrost-Reaktionen durch einen exakten Kreuztest oder besser durch den indirekten Coombs-Test vermeiden lassen, also durch Blutgruppen-Unverträglichkeit bedingt sind", — eine Behauptung, der aus der klinischen Transfusionspraxis gar nicht entschieden genug widersprochen werden kann. Sicher sind die Untersuchungsergebnisse der Serologen nicht anzufechten und ihre Statistiken einwandfrei, aber da dem Serologen eben alle die zahlenmäßig so viel häufigeren leichteren Störungen, die dem Kliniker nicht als „Zwischenfälle" imponieren, zu denen der Großteil aller Schüttelfröste gehört, nicht gemeldet werden, kann er gar kein Bild von der wahren Häufigkeit blutgruppenbedingter bzw. nicht-blutgruppenbedingter Transfusionsstörungen bekommen! Am besten ist es, den Begriff „Zwischenfall" ganz zu vermeiden, ebenso wie den Begriff „Reaktion" (letzterer stellt ja etwas Physiologisches dar!), und nur von „Störungen" zu sprechen, die dann aber von der leichten Temperatursteigerung oder Urticaria bis zur schweren Hämolyse reichen.

Für einen Vergleich mit unserem Material scheinen uns nur Statistiken aus Kliniken und Blutbanken verwertbar, und auch diese, wie gesagt, nur beschränkt. Wenn man ein großes Material bearbeiten will, ist man, wie in unserem Fall, auf Meldungen anderer Krankenhäuser angewiesen; um nun hier nicht wieder dem subjektiven Ermessen des einzelnen transfundierenden Arztes zu viel Raum zu geben und auch die Möglichkeit unvollständiger oder nachlässiger Meldungen auszuschließen, haben wir nach Übernahme der Leitung des Blutspenderwesens im Ostsektor Berlins eine einheitliche Transfusionsmeldung nach folgendem Muster eingeführt:

An die Blutspender-Zentrale

. . . .

Meldung über eine Bluttransfusion
(am Tage nach der Transfusion abschließen und einsenden)

Krankenhaus:. . . . .   Tag der Transfusion: . . . .
Abteilung, Station: . . . .   Tag der Meldung:. . . . .
Name des Patienten:. . . . .
Wohnung des Patienten: . . . .
Blutgruppe des Patienten: . . . .

Ausführliche klinische Diagnose (mit Angaben, ob Fieber vorhanden):
. . . .
Hämoglobin des Patienten:. . . . .
Name des Spenders:. . . . .
Blutgruppe des Spenders: . . . .   Blutspenderpaß Nr. . . . .
Übertragene Blutmenge: . . . .
Direkte oder indirekte Transfusion (Citrat) ? . . . .
Transfusion aus Blutkonserve ?. . . . .
Wievielte Transfusion für den Empfänger ? . . . .
Hat der Empfänger Schwangerschaften gehabt und wie viele ? . . . .

Ergebnis der Kreuzprobe:
          keine Agglutination — Agglutination — Probe nicht gemacht
                     (Zutreffendes unterstreichen)

Wurde eine Störungsprophylaxe durchgeführt ?
          10 cm³ Calcium i.v. — 2—5 cm³ 1 % Novocain i.v. — keines von beiden
                     (Zutreffendes unterstreichen)

Ergebnis der biologischen Probe nach Oehlecker (10—20 cm³ Blut vorspritzen):
keine Reaktion — Reaktion, deshalb nicht transfundiert — Probe nicht gemacht
                     (Zutreffendes unterstreichen)

Welche *Störungen* traten nach der Transfusion auf ?
     a) Atemnot, Rückenschmerzen, Angst, Unruhe usw.: . . . .
     b) Schüttelfrost oder Fieber: . . . .
     c) Urticaria und andere allergische Erscheinungen: . . . .
     d) Hämolytischer Ikterus:. . . . .

Zu welchem Zeitpunkt traten diese Störungen auf ?
          während der Transfusion — . . . . . . Stunden später — am nächsten Tag
                     (Zutreffendes unterstreichen)

                              . . . .
                              Transfundierender Arzt

Diese Meldungen ließen wir uns von jeder einzelnen Transfusion erstatten, gleich, ob gestört oder ungestört. Die unterstellten Blutspenderzentralen, die den Spender oder die Konserve vermittelt hatten, sammelten die Meldungen und gaben sie monatlich an uns weiter. Die Auswertung der gesammelten Meldungen lag dann bei uns in einer Hand, so daß sie unter einheitlichen Gesichtspunkten erfolgen konnte. Wir haben den Begriff der Störung in unserem Material weit gefaßt und bereits Temperatursteigerungen über 37,6 axillar oder deutliches Frösteln als fieberhafte Störung geführt, vorausgesetzt, daß vorher Fieberfreiheit bestanden hatte.

Das von uns verwertete Material ist völlig unausgelesen und stammt aus der Zeit von April 1950 bis Februar 1953 aus sämtlichen Krankenhäusern Ostberlins mit Ausnahme der Charité. Es gibt in seinem Querschnitt wohl in etwa ein Bild der Transfusionspraxis in Durchschnitts-Krankenhäusern Deutschlands in den genannten Jahren wieder. In diesem Beobachtungszeitraum war der Rh-Faktor der Blutspender in der Regel bereits bestimmt, während bei den Empfängern der Rh-Faktor erst gegen Ende der Berichtszeit häufiger bestimmt wurde. Aus äußeren Gründen überwog noch die Frischbluttransfusion. Auch bei der Konserventransfusion war die Übertragung im geschlossenen System wegen Materialschwierigkeiten nur bei der geringeren Zahl der Fälle möglich. Kurz, unser Material ist in jeder Beziehung Alltagsmaterial, nicht zu dem Zweck zusammengestellt, um den Rückgang der Störungshäufigkeit durch irgendwelche eigenen Maßnahmen zu zeigen, sondern um an einem möglichst großen Transfusionsgut statistische Aussagen über praktische Häufigkeit, Bedeutung und Entstehungsursachen einzelner Formen von Transfusionsstörungen machen zu können und bei dieser Gelegenheit verschiedene Einzelfragen zu klären sowie praktische Konsequenzen zu ziehen.

Wir überschauen insgesamt *15 265 Transfusionen*. Hiervon verliefen *3273 mit Störungen*, was einer *Häufigkeit von 21,44%* entspricht.

Das Material setzt sich wie folgt zusammen:

    10 019 Frischbluttransfusionen   mit 2431 = 24,3% Störungen

    3 951 Konservenbluttransfusionen
           (offenes System)   mit   693 = 17,6% Störungen

    1 295 Konservenbluttransfusionen
    (System BRAUN-Melsungen)   mit   149 = 11,5% Störungen.

Die zahlenmäßig in unserem Material noch weit überwiegende Frischbluttransfusion hat also eine wesentlich höhere Störungsquote als die Konservenbluttransfusion, eine Tatsache, auf die wir bereits 1952 hinwiesen und die allein schon ein Grund für die Umstellung auf Blutkonserven sein dürfte. Daß unsere Störungsquote auch bei Abnahme im geschlossenen System nach BRAUN-Melsungen noch höher liegt als die anderer Blutbanken, liegt wahrscheinlich daran, daß aus Materialgründen unsere Konserven öfters im offenen System infundiert werden mußten, so daß die Pyrogenfreiheit wohl bei der Entnahme, aber nicht bei der Infusion gewährleistet war. Bei streng geschlossenem Konservensystem und erst recht beim modernen Einmalgerät wird der Unterschied der Störungshäufigkeit gegenüber Frischblut noch wesentlich größer!

Wir haben bei der Auswertung der Transfusionsmeldungen die Störungen nach der Symptomatik in 3 Gruppen eingeteilt:

1. Fieberhafte: Fieber oder Schüttelfrost als einziges Symptom.
2. Allergische: Urticaria, Quincke-Ödem usw.
3. Sonstige.

In der 3. Gruppe sind die Störungen enthalten, bei denen nach der Symptomatik hämolytische Vorgänge bzw. blutgruppenbedingte Ursachen zumindest möglich erschienen, d. h. bei denen außer Fieber und Schüttelfrost jeweils zusätzliche Allgemeinstörungen wie Atemnot, Kreuzschmerzen, Unruhe, Blutdruckabfall, Erbrechen usw. auftraten. Aus der Zusammensetzung des Materials ergibt sich die Erklärung dafür, daß wir diese Fälle zur einwandfreien Klärung in der Regel nicht haben nachuntersuchen können, es sei denn, daß der transfundierende Arzt dies von sich aus veranlaßt hätte. Bei Gruppe 1 und 2 brauchte auf Grund unserer Einzeluntersuchungen (Abschnitt III) allein an Hand der Symptomatik eine Hämolyse nicht angenommen zu werden.

Von den 3273 Störungen waren:

2812 fieberhafte = 18,44% des Gesamtmaterials = 85,9% der Störungen
 221 allergische = 1,43% des Gesamtmaterials = 6,8% der Störungen
 240 sonstige   = 1,57% des Gesamtmaterials = 7,3% der Störungen.

Die fieberhaften Störungen entsprechen in Häufigkeit und Verteilung den Störungen insgesamt. Der Unterschied in der Störungshäufigkeit von Frischblut und Konservenblut liegt in der geringeren Störungshäufigkeit der fieberhaften Störungen bei Konserven begründet. Allergische und „sonstige" Störungen sind bei Konserven und bei Frischblut gleich häufig. Daraus ist zu entnehmen, daß sich diese beiden Gruppen nicht wie die erste durch Pyrogenbekämpfung reduzieren lassen.

Bei der weiteren statistischen Auswertung der Transfusionsmeldungen wurde folgendermaßen vorgegangen:

Jede Meldung wurde nach den darin enthaltenen Fragengruppen auf einer Strichliste mit verschiedenen Rubriken und Unterrubriken aufgeschlüsselt. Um nun Aussagen über etwaige ursächliche Bedeutung einzelner Faktoren machen zu können, wurde in jedem Monat (und damit auch im Gesamtmaterial) eine gleiche Zahl von Meldungen ungestörter Transfusionen stichprobenartig herausgegriffen und nach gleichen Gesichtspunkten wie die Störungsmeldungen aufgeschlüsselt. In jeder Rubrik wurden dann die gestörten und die ungestörten Fälle einander gegenübergestellt, um festzustellen, welche besonderen Faktoren Einfluß auf die Störungshäufigkeit haben könnten. Spielt der zur Diskussion stehende Faktor (z. B. die Blutgruppe 0) bei der Störung keine ursächliche Rolle, muß die Zahl der gestörten wie der ungestörten Fälle von 0-Transfusionen bei dieser Gegenüberstellung gleich sein. Bei der graphischen Darstellung sieht man dann zwei gleich hohe Säulen nebeneinander, links die gestörten, rechts die ungestörten Fälle. Spielt der zur Diskussion stehende Faktor (z. B. die Zahl der Transfusionen beim Empfänger) eine störungsfördernde Rolle, so überragt die Zahl der gestörten Fälle von Dritt-Transfusionen die der ungestörten: die erste Säule wird höher als die zweite. Spielt umgekehrt ein Faktor (z. B. die Direkttransfusion) eine störungsmindernde Rolle, so ist die Zahl der gestörten Fälle in dieser Rubrik kleiner als die der ungestörten Direkttransfusionen: die erste Säule wird niedriger als die zweite.

Sämtliche Ergebnisse wurden einer Prüfung auf statistische Überzufälligkeit unterzogen. Auf Empfehlung von Prof. FREUDENBERG wurde in jeder Rubrik der Korrelationskoeffizient r mit Hilfe des Systems der Vierfeldertafel errechnet. Ist r größer als sein dreifacher mittlerer Fehler ($r > 3\,\sigma$), so kann Signifikanz so gut wie sicher angenommen werden; ist r lediglich größer als sein doppelter mittlerer Fehler ($r > 2\,\sigma$), so ist Signifikanz nur wahrscheinlich.

Die Methode wird an Hand eines Einzelbeispiels dargestellt. Die Nachprüfung der übrigen Ergebnisse ist an Hand dieses Beispiels ohne Schwierigkeit möglich.

Greifen wir als Beispiel die Störungshäufigkeit bei direkter Transfusion heraus. Sie ist niedriger als der Erwartung entspricht. Die Differenz soll statistisch gesichert werden. Es ergibt sich folgende Vierfeldertafel:

	gestört	ungestört	Summe
direkte Tr. . . .	250	442	692
nicht-direkte Tr..	1294	1114	2408
Summe	1544	1556	3100

Der Korrelationskoeffizient r errechnet sich wie folgt:

$$r = \frac{442 \cdot 1294 - 250 \cdot 1114}{\sqrt{1544 \cdot 1556 \cdot 692 \cdot 2408}} = \frac{292 \cdot 10^3}{\sqrt{398 \cdot 10^{10}}}$$

$$= \frac{292 \cdot 10^3}{20 \cdot 10^5} = \frac{292}{2000} = 0{,}146.$$

Der mittlere Fehler von r errechnet sich aus der Formel:

$$\sigma = \frac{1}{\sqrt{n}}\,(1 - r^2).$$

Dabei ist n die Summe aller Fälle, also hier 3100.

$$\sigma = \frac{1}{\sqrt{3100}}\,(1-0{,}146^2).$$

Der Klammerausdruck kann vernachlässigt werden, da er selbst bei kleinem r kaum von 1 verschieden ist. Also:

$$\sigma = \frac{1}{\sqrt{3100}} = \frac{1}{56} = 0{,}018$$

$$3\,\sigma = 0{,}054$$

$$r > 3\,\sigma$$

Der Korrelationskoeffizient r ist also größer als sein dreifacher mittlerer Fehler, folglich besteht Signifikanz!

Ergebnisse.

1. Blutgruppen: Das Material wurde nach folgenden Blutgruppen bzw. Faktoren aufgeschlüsselt: A, B, 0, A B, Universalspender 0, Rh (positiv) und rh (negativ).

Wie *Abb. 14* zeigt, findet sich bei keiner Blutgruppe eine sicher signifikante Häufung von Störungen. Die Verwendung von 0-Blut als Universalspender führt jedenfalls nicht zu statistisch nachweisbarer er-

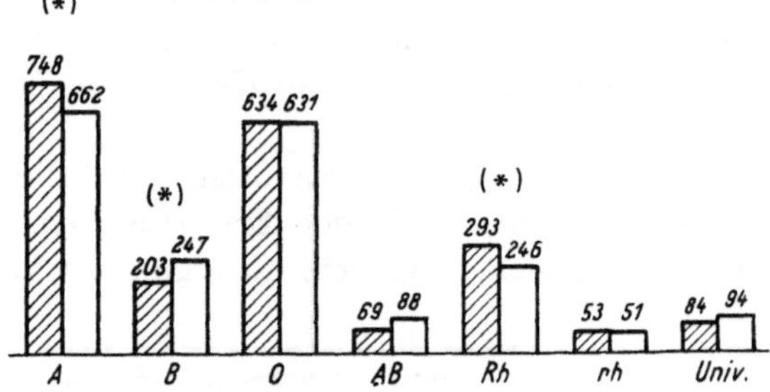

Abb. 14. Störungshäufigkeit. Blutgruppen.
* = Signifikanz. (*) = wahrscheinliche Signifikanz.

höhter Störungshäufigkeit. Bei der leicht erhöhten Störungsquote in der Gruppe A besteht nur wahrscheinliche Signifikanz ($r > 2\,\sigma$). Es muß daran gedacht werden, daß vielleicht die A-Untergruppen dafür verantwortlich sind. Bei B ist eine relativ niedrigere Störungsquote festzustellen, deren Signifikanz auch nicht mehr als wahrscheinlich ist. Ebenso können aus der leicht erhöhten Störungsquote bei Rh-positiven Empfängern keine sicheren Schlüsse gezogen werden.

Von Bedeutung ist jedoch folgende Frage: Bedingt die Bestimmung des Rh-Faktors beim Empfänger eine Verminderung der Störungsquote?

Wenn dies der Fall wäre, müßte sowohl in der Rubrik Rh wie in der Rubrik rh die Säule der gestörten Fälle niedriger sein als die der ungestörten. Sie ist es jedoch nicht. Daraus erhellt, daß, auf die große Menge der Störungen gesehen, die Bestimmung des Rh-Faktors beim Empfänger (beim Spender ist er bekannt) keinen statistisch nachweisbaren Einfluß im Sinne einer Verhinderung von Störungen hat. Diese Tatsache bestätigt lediglich die überragende Häufigkeit nicht-blutgruppenbedingter Störungsursachen. Selbstverständlich wird dadurch nicht die serologische Forderung der Rh-Bestimmung für den Einzelfall entkräftet, die auch wir voll unterstützen. Rh-bedingte Störungen sind eben nur so selten, daß sie sich im Gros der Störungsstatistik nicht zahlenmäßig auswirken.

2. Krankheitsgruppen: Die Krankheiten der Empfänger wurden in 4 Gruppen aufgeschlüsselt:

a) Maligne Tumoren einschließlich Leukämien und Lymphogranulomatose,

b) Infekte,

c) Anämien (ohne Infekt- und Tumoranämien),

d) Sonstige Krankheiten und Indikationen.

Abb. 15 zeigt die Ergebnisse:

a) Bei malignen Tumoren einschließlich Leukämien und Lymphogranulomatose läßt sich entgegen manchen eindruckvollen Einzelbeobachtungen interessanterweise statistisch keine erhöhte Störungshäufigkeit nachweisen, sondern im Gegenteil eine erniedrigte. Die Differenz ist signifikant. Es dürften also immer wieder nur Einzelfälle sein, bei denen etwa Autoantikörper oder sonstige Faktoren eine besondere Neigung zu Störungen hervorrufen. Für die große Menge der malignen Tumoren gilt dies offenbar nicht.

b) Dagegen sind bei Infekten Störungen signifikant häufiger als der Erwartung entspricht.

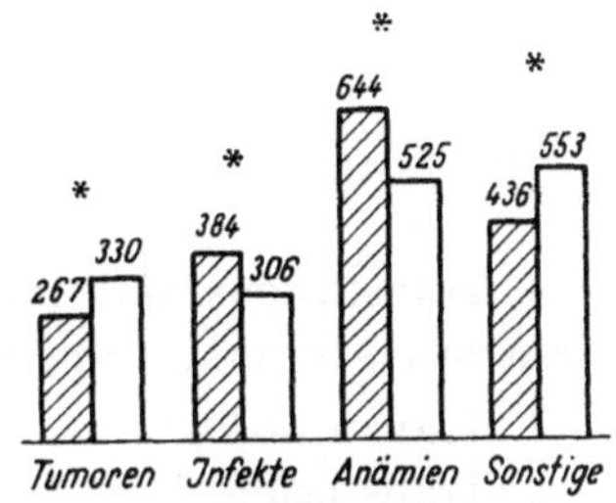

Abb. 15. Störungshäufigkeit. Krankheitsgruppen.

* = Signifikanz. (*) = wahrscheinliche Signifikanz.

c) Ebenso haben auch Anämien, der klinischen Erfahrung an Einzelfällen entsprechend, einen eindeutig fördernden Einfluß auf die Störungshäufigkeit.

d) Patienten mit sonstigen, nicht genannten Leiden vertragen offenbar (im Gegensatz zur Häufung von Störungen bei Infekten und Anämien) die Transfusion durchschnittlich besser. Die Differenz ist ebenfalls signifikant.

3. Transfusionsart: Nachdem die Konservenbluttransfusionen bereits in der Gesamtübersicht herausgenommen wurden, weil ihre weit bessere Verträglichkeit auffiel, wurden die Frischbluttransfusionen noch nach direkter und indirekter (Citrat-)Methode aufgeschlüsselt.

Wie *Abb. 16* zeigt, ist sowohl die geringe Störungsquote bei der direkten wie die erhöhte Störungsquote bei der indirekten Transfusion signifikant. Das heißt, die direkte Transfusion wird nachweislich besser vertragen als die Citratbluttransfusion, wie bereits HERMELINK feststellte. Sicher liegt die Ursache hier in äußeren Faktoren, besonders der Möglichkeit der pyrogenen Verunreinigung des Blutes bei der offenen Citratmethode, die immer noch in den Kliniken unseres Bereiches am häufigsten angewendet wurde, weil sie am bequemsten ist, am wenigsten Apparatur erfordert und Spender und Empfänger zu trennen gestattet. Das Citrat selbst kann als Pyrogenträger eine zusätzliche Rolle spielen.

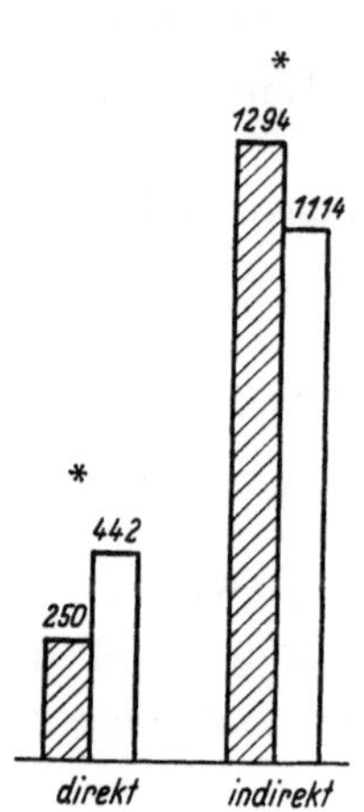

Abb. 16. Störungshäufigkeit. Transfusionsart.

    * = Signifikanz.
(*) = wahrscheinliche Signifikanz.

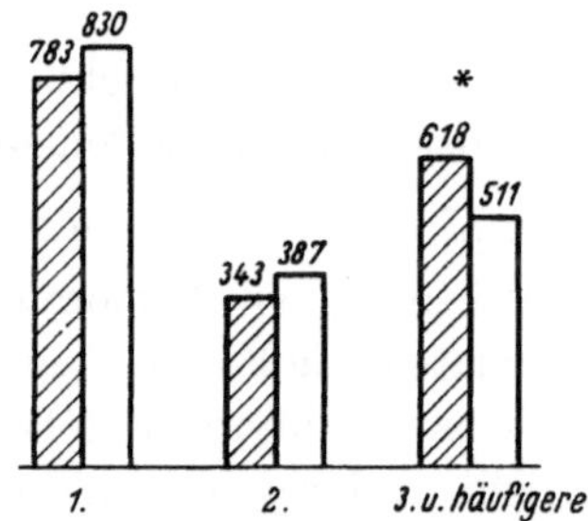

Abb. 17. Störungshäufigkeit. Transfusionszahl.

    * = Signifikanz.
(*) = wahrscheinliche Signifikanz.

4. Transfusionszahl: Die Transfusionen wurden nach der Zahl der Transfusion für den Empfänger aufgeschlüsselt. Dabei wurde unterteilt:

1. Transfusion,
2. Transfusion,
3. und häufigere Transfusion.

Wir sehen auf *Abb. 17*, daß entsprechend der klinischen Erfahrung die wiederholte Transfusion (ab 3. Transfusion) leichter zu Störungen führt. Die Differenz ist signifikant. Es kann kein Zweifel sein, daß hier Sensibilisierungen eine Rolle spielen; gegen welche Stoffe, soll später diskutiert werden.

5. Kreuzprobe: Das Material wurde weiter danach aufgeschlüsselt, ob vor der Transfusion eine serologische Kreuzprobe gemacht worden war oder nicht. Diese Frage erschien besonders wichtig; denn wenn bei Unterlassung der Kreuzprobe Störungen häufiger werden, würde das für eine Mitbedeutung von Blutgruppen-Unstimmigkeiten bei den fieberhaften Störungen sprechen.

Abb. 18 zeigt jedoch keine statistisch nachweisbare Häufung von Störungen bei Unterlassung der Kreuzprobe oder Minderung von Störungen bei ihrer Durchführung. Es hat sich also bei unserem Material tatsächlich um nicht-blutgruppenbedingte Störungen gehandelt, und die Kreuzprobe verhütet die häufigen fieberhaften Störungen nicht! In den Fällen, in denen die Kreuzprobe gemacht wurde, liegt entgegen der Erwartung die Störungsquote sogar noch signifikant *über* dem Durchschnitt! Dazu ist zu sagen, daß man bei gestörten Fällen sicher öfters nicht gewagt hat, die Unterlassung der Kreuzprobe zuzugeben. Es ist aber interessant, wie oft man doch bei Störungsmeldungen offen zugibt, keine Kreuzprobe gemacht zu haben. Es ist erschütternd und ein Beweis für die ungenügende Ausbildung oder die Gleichgültigkeit vieler transfundierender Ärzte, wie selten die Kreuzprobe gemacht wird, obwohl sie bereits 1940 in den Richtlinien des damaligen Reichsministeriums des Innern zur Pflicht gemacht wurde und obwohl im neueren Schrifttum wieder und wieder darauf hingewiesen wird. Dabei ist es erleichternd, wie selten schwere Störungen vorgekommen sind. Bei den Fällen mit durchgeführter Kreuzprobe bleibt auch noch die Frage offen, wie oft diese wirklich richtig durchgeführt worden ist. Diese Bemerkungen werden nicht zum Zwecke einer Kritik gesagt (obwohl eine solche angebracht wäre), sondern nur, weil diese Dinge für die Klärung unserer Fragen sehr wesentlich sind.

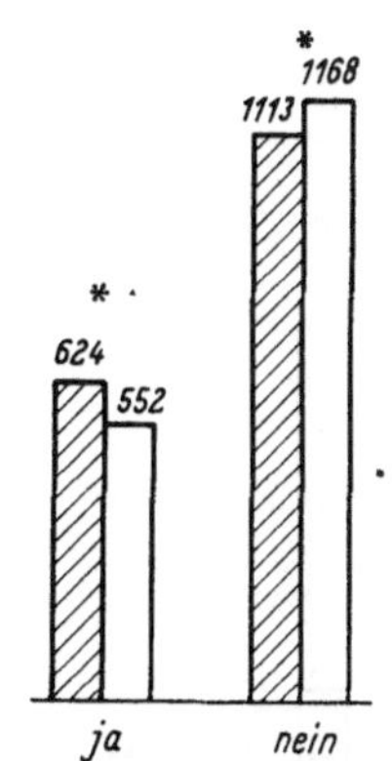

Abb. 18. Störungshäufigkeit. Kreuzprobe.
* = Signifikanz.
(*) = wahrscheinliche Signifikanz.

6. Störungsprophylaxe: Man hat bekanntlich versucht, durch Gabe verschiedener Medikamente während oder unmittelbar nach der Transfusion Störungen zu vermeiden bzw. die Reaktionsfähigkeit des Empfängerorganismus zu ändern. Zu diesem Zweck ist am meisten Calcium intravenös verwendet worden. Unsere Untersuchungen ergeben, daß Calcium mit Sicherheit für die Störungsprophylaxe wertlos ist. Die Störungsquote liegt bei Calcium-Transfusionen sogar noch signifikant *über* dem Durchschnitt. Das kommt vielleicht daher, daß man versucht hat, die Störung nachträglich mit Calcium zu kupieren, und in der Meldung Prophylaxe und Therapie nicht streng geschieden hat (Abb. 19).

Über die Novocain-Prophylaxe können wir wegen des Fehlers der kleinen Zahl nichts Sicheres sagen. Einen Wert scheint aber auch sie nicht zu haben. Die Prophylaxe mit Rutin oder mit Antihistaminica, die am erfolgversprechendsten ist, wurde auf unsere Empfehlung erst später eingeführt, so daß darüber leider noch kein Material vorliegt (vgl. auch Abschnitt VIII).

7. Blutmenge: Die übertragene Blutmenge (weniger oder mehr als 250 cm³ beim Erwachsenen) scheint auf die Störungshäufigkeit keinen Einfluß zu haben (Abb. 20). Die erhöhte Störungsquote bei den kleinen Blutmengen erlaubt keine Schlüsse, da unter diese Rubrik alle die Fälle fallen, bei denen die Transfusion wegen Störungen vorzeitig abgebrochen wurde. In Berlin wurden weit überwiegend große Transfusionen gegeben und verlangt, bedingt durch die Art der Lebensmittelvergütung an den Spender, die erst für Blutspenden ab 400 cm³ ausgegeben wurde. Auch unsere Konserven enthielten stets über 250 cm³.

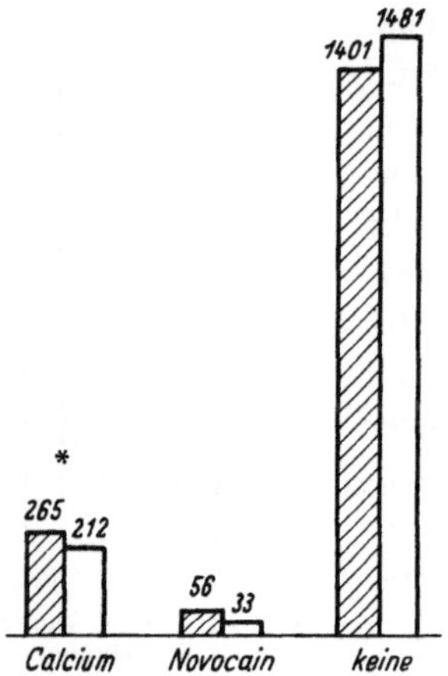

Abb. 19. Störungshäufigkeit.
Störungsprophylaxe.
* = Signifikanz.
(*) = wahrscheinliche Signifikanz.

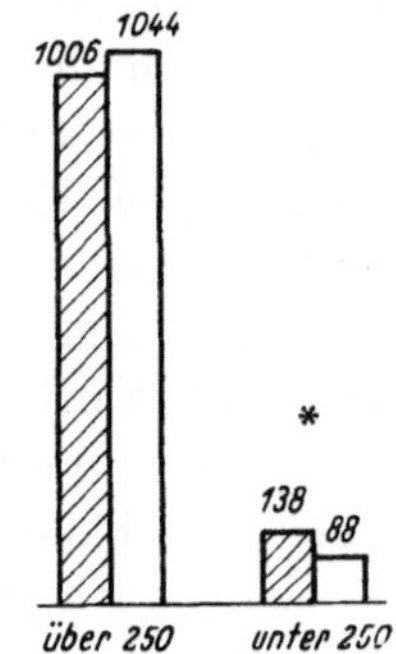

Abb. 20. Störungshäufigkeit.
Blutmenge.
* = Signifikanz.
(*) = wahrscheinliche Signifikanz.

In gleicher Weise wie die Störungen in ihrer Gesamtheit haben wir auch die allergischen und die „sonstigen" Störungen bearbeitet. Wegen der relativ kleinen Zahlen lassen sich jedoch daraus keine statistisch gesicherten Schlüsse ziehen. Wir haben deshalb auf eine Wiedergabe verzichtet. Zu erwähnen ist nur, daß sich auch allergische Störungen durch Calcium oder Novocain nicht vermeiden oder vermindern lassen!

An *Störungs-Symptomen* wurden im einzelnen beobachtet:

Zu A. Fieberhafte Störungen: Fieber über 37,6 und Schüttelfrost . . 2812 mal

Zu B. Allergische Störungen:

Urticaria . . . . 72 mal
      davon mit Schüttelfrost . . . . 8 mal
      davon mit Schüttelfrost und Quincke-Ödem . . . 1 mal
Quincke-Ödem . . . . 13 mal
      davon mit Schüttelfrost . . . . 4 mal
      davon mit Schüttelfrost und Urticaria . . . . . . 1 mal
Hautjucken . . . . 2 mal

Ekzemverschlimmerung und Schüttelfrost . . . . 1 mal
Exantheme . . . . 6 mal
      davon mit Schüttelfrost . . . . 1 mal
Petechien . . . . 1 mal
Asthma bronchiale . . . . 1 mal
Kollaps mit allergischen Symptomen . . . . 1 mal

Zu C. Sonstige, möglicherweise zum Teil hämolytische Symptome:

Nachgewiesene Hämolyse einschl. hämolyt. Ikterus . . . . 4 mal
Atemnot . . . . 32 mal
Unruhe . . . . 20 mal
Rückenschmerzen . . . . 19 mal
Angstgefühl . . . . 15 mal
Schüttelfrost und Fieber zusammen mit anderen Symptomen . . . . . 14 mal
Erbrechen oder Übelkeit . . . . 12 mal
Kollaps und Blutdruckabfall . . . . 12 mal
Durchfall . . . . 2 mal
Cyanose . . . . 1 mal
Transfusion deshalb abgebrochen . . . . 13 mal

Die Zahlen entsprechen beobachteten Einzelsymptomen. Transfusionsstörungen mit mehreren Symptomen erscheinen dementsprechend mehrfach.

Wegen Störungszeichen nach der biologischen Probe nach OEHLECKER wurde die Transfusion insgesamt 10 mal abgebrochen bzw. nicht ausgeführt.

Die einem Spender entnommene Blutmenge wurde wiederholt auf 2 Empfänger transfundiert bzw. eine einzelne Konserve wurde auf 2 Empfänger verteilt. In diesen Fällen wurde, soweit Störungen auftraten, darauf geachtet, wie oft nur einer der beiden Empfänger bzw. wie oft beide Empfänger eine Störung bekamen (Diskordanz bzw. Konkordanz der Störungsverteilung). Ein Überwiegen von Diskordanz würde die Ursache der Störung mehr beim Empfänger suchen lassen, eine Konkordanz eher beim Spenderblut. Wir fanden insgesamt 63 solche Transfusionen: darunter trat eine Störung bei nur 1 Empfänger 26 mal auf (3 allergische, 23 fieberhafte Störungen), bei beiden Empfängern 37 mal (nur fieberhafte Störungen). Es ist daraus zu entnehmen, daß bei den allergischen Störungen wahrscheinlich weniger der Spender, sondern eher der Empfänger der maßgebende Teil ist. Außerdem darf man schließen, daß für die fieberhaften Störungen nicht allein der Pyrogengehalt des Spenderblutes maßgebend sein kann, sondern eine gewisse Störungsbereitschaft des Empfängers unerläßlich ist.

Plasmatransfusionen wurden bei uns nur selten gemacht (5 ungestörte, 2 gestörte), so daß hier auf die Literatur verwiesen werden muß (HEINEN und Mitarbeiter, REIF). Transfusionen von Erythrocytenbrei, die wir an der eigenen Klinik bei einzelnen Fällen durchführten, verliefen stets störungsfrei.

Daß Transfusionen in Narkose besser vertragen werden als sonstige Transfusionen, ist bekannt. Wir sahen ein Störungsverhältnis von 1 : 16.

Abschließend seien einige Vergleiche mit der *Störungshäufigkeit bei anderen Autoren* angestellt (s. Tab. 2). Vergleiche sind, wie gesagt, nur sehr bedingt möglich, da der Begriff „Reaktion", „Störung" bzw. „Zwischenfall" sehr verschieden weit gefaßt wird. Teilweise geben die Autoren sogar an, daß sie glauben, es sei ihnen nur ein Teil der Störungen gemeldet worden (HEISTÖ: „etwa die Hälfte"). Solche Statistiken haben natürlich nur einen sehr begrenzten Wert.

Bezüglich der Störungshäufigkeit von Konservenblut im Verhältnis zu Frischblut ist es interessant, daß in der Zeit vor Kenntnis der Pyrogene z. B. SCHÜRCH, WILLENEGGER und KNOLL 1942 noch schreiben: „Innerhalb gewisser Schwankungen ist bei Konserven mit einer höheren Zahl von Nachreaktionen zu rechnen als bei Frischblut". BALTA und BELA

Tabelle 2. Störungshäufigkeit bei verschiedenen Autoren.

Autor	Transfusionsart	Störungen insgesamt %	fieberhaft %	allergisch %
DAVID u. BILLETER . . .	Konserven		5,3	1,6
DE GOVIN u. HARDIN . .	Frischblut		4,8	
	Konserven		2,9	
DE GOVIN	Konserven	3,4	1,8	
GROLL	Frischblut	7,5		
	Konserven	2		
FERRIS, ALPERT u. COAKLEY		7	4,3	2,7
HEEP		25		
HENNING u. PETTENKOFER		4,16		
HEIM	Frischblut	18,6		
HEISTÖ	Konserven	1,3	0,65	
HERMELINK	Frischblut direkt	20		
	Frischblut mit Citrat	37		
HOHENWALLNER	Frischblut	12		
	Konserven	11		
KARCHER		3,6		
KLENDSKOJ u. WITEBSKY				2,1
KOSLOWSKI u. KOLDE . .	Konserven	17		
	Plasma	8,6		
MILLER u. TISDALL . . .				1
REIF	Frischblut	16		
	Plasma	26		
REISSMANN	Konserven	11		
RUSSELL u. HESS				1,25
SCHWALM			3,5	
WILDEGANS		5		

LASZLO sahen bei Konserven gleich viel Reaktionen wie bei Frischblut. Demgegenüber geht aus verschiedenen neueren Arbeiten jedoch klar hervor, was uns selbst als ein sehr wichtiger Gesichtspunkt auffiel, daß nach Konservenblut viel seltener eine Störung auftritt als nach Frischblut und daß unter den Frischbluttransfusionen die indirekte Methode mit Citrat mehr Störungen macht als die Direktübertragung im geschlossenen Gerät. Es ist ja bekannt, daß man sich bei der Sterilisation und Aufbewahrung der Transfusionsgeräte meist mit der „gewöhnlichen" Asepsis begnügt und keine besonderen Pyrogenbekämpfungsmaßnahmen unternimmt, wie man es bei der Konservenherstellung tut. Die häufigeren Störungen bei der Citratmethode möchten wir eher auf das offene System als auf das Citrat selbst zurückführen. Toxische Wirkungen des Konservenstabilisators möchten wir nicht annehmen. Citratschäden im Sinne einer Hypocalcämie können höchstens bei Austauschtransfusionen vorkommen und stehen hier nicht zur Debatte. Da es Erfahrungstatsache ist, daß langsam bzw. als Dauertropf übertragenes Blut oft besser vertragen wird als schnell transfundiertes, wird man auch aus diesem Grunde bei dem in der Regel langsamer übertragenen Konservenblut eine geringere Störungsquote finden. Daß Schüttelfröste „bei rascher Infusion von Konserven viel häufiger vorkommen als bei der Direktübertragung mit dem BRAUNschen Gerät", wie KOSLOWSKI und KOLDE schreiben, können wir keineswegs bestätigen. Unsere Konserven wurden auch bei rascher Infusion durchschnittlich besser vertragen als Frischblut. In der gleichen Arbeit schreiben allerdings dieselben Autoren an anderer Stelle, daß sie keinen Einfluß der Einlaufgeschwindigkeit auf die Störungshäufigkeit gefunden hätten (?).

Neuere Erfahrungen verschiedener Blutbanken zeigen, daß es durch rein äußere Maßnahmen der strengen „Apyrogenität", durch Einmalgeräte usw. gelingt, die Zahl der pyrogenen Störungen auf wenig über 1% zu senken.

Die Häufigkeit der allergischen Störungen hält sich demgegenüber in allen Statistiken ziemlich gleich hoch zwischen 1% und 2,7%, unabhängig von der Transfusionsart, ein Zeichen, daß hierbei äußere Einflüsse ohne Bedeutung sind. Die höheren Zahlen stammen aus Amerika, wo es offenbar mehr Allergiker gibt als bei uns.

Die Störungshäufigkeit bei Plasmakonserven wird sehr verschieden angegeben: REIF erlebte mehr Störungen als selbst bei Frischblut, KOSLOWSKI und KOLDE weniger als bei Vollblutkonserven. Leider fehlen bei der Arbeit von HEINEN usw. über Erfahrungen mit Plasmakonserven Zahlen über die Störungshäufigkeit. Weitere Erfahrungen auf diesem Gebiet dürften hauptsächlich auf dem Gebiet der allergischen Störungen weiterführen. Dabei ist die Frage, ob Sammelplasma ("pooled plasma") besser oder schlechter vertragen wird als Plasma eines Einzelspenders, noch nicht eindeutig beantwortet. Es besteht ja hier einerseits die Möglichkeit einer Antikörper-Neutralisation durch die Mischung verschiedener Plasmen, andererseits die einer „Verseuchung" eines Sammelplasmas durch ein besonders stark allergen wirkendes Einzelplasma, ganz zu schweigen von der Gefahr der Verseuchung des Sammelplasmas durch einen Virusträger des Serumhepatitis-Virus. Uns selbst fehlen auf diesem Gebiete praktische Erfahrungen.

Zur Frage der Transfusionsstörungen in Narkose, zu der wir oben eigene Zahlen brachten (1 : 16), liegen auch Zahlen von KOSLOWSKI und KOLDE vor: Mit Narkose 2,11%, ohne Narkose 16,82% Störungen (= etwa 1 : 8). Wir werden auf diese wichtige und interessante Erscheinung in Abschnitt VII noch zurückkommen.

Die Verträglichkeit wiederholter Transfusionen wird, wie wir zeigten, schlechter. KOSLOWSKI und KOLDE fanden diese Störungszunahme nur angedeutet. HERMELINK bekam zu dieser Frage widersprechende Ergebnisse. HEINEN usw. fanden bei ihren Plasmatransfusionen vor allem von der 5. Transfusion an Zunahme allergischer Störungen.

Zahlenangaben über das *Häufigkeitsverhältnis nicht-blutgruppenbedingter zu blutgruppenbedingten Störungen* können wir zunächst für die nachuntersuchten Störungsfälle der eigenen Klinik machen (vgl. Abschnitt III). Wenn wir hier bei 36 Fällen keinmal Blutgruppen-Unstimmigkeiten oder Hämolyse fanden (0%), während HENNING und PETTENKOFER bei ihren 50 Fällen 19mal (= 38%) einen solchen Nachweis führen konnten, so können diese Differenzen nur dadurch erklärt werden, daß unser Material unausgewählt war und eher den tatsächlichen in der Klinik beobachteten Häufigkeitsverhältnissen entspricht, während die genannten Autoren eben als Serologen vorwiegend schwere Störungen gemeldet bekamen. Bei unseren Störungen wäre wohl niemals ein transfundierender Arzt auf den Gedanken gekommen, serologisch nachuntersuchen zu lassen, wenn er sich nicht wie wir speziell für diese Fragen interessiert hätte, eben weil diese Störungen nicht schwer waren.

Wenn wir im Gesamtmaterial die Zahl von 1,57% für „sonstige", möglicherweise z. T. auch hämolytische Störungen gefunden haben auf Grund unserer Einteilung nach der Symptomatik, so stellt diese Zahl mit Sicherheit keinen zu niedrigen, sondern eher einen zu hohen Wert dar, denn auch in dieser Gruppe ist zweifellos noch ein großer Teil pyrogenbedingter Störungen enthalten. Wir werden also einen wahren Häufigkeitswert von blutgruppenbedingten Störungen annehmen dürfen, der sicher erheblich *unter 1,57% aller Transfusionen* liegt, d. h., umgerechnet unter 7,3% aller beobachteten Störungen. *Nicht-hämolytische Störungen sind demnach* in unserem unausgewählten Material erheblich *mehr als 13,7mal so häufig wie hämolytische.*

Bei der Auswertung des Gesamtmaterials sowie der Fälle der eigenen Klinik fielen uns einige *Besonderheiten* auf, die hier mitgeteilt werden sollen:

4mal wurde die einem Spender entnommene Blutmenge in zwei Teile geteilt, der erste Teil gleich transfundiert, der zweite Teil dem gleichen Empfänger am folgenden Tag gegeben nach Aufbewahrung im Eisschrank. In zwei der Fälle war nur die 2. Transfusion von Schüttelfrost gefolgt, in einem Fall beide Transfusionen, in einem Fall nur die erste.

In einer Kinderklinik wurde das Blut eines Spenders 3 Säuglingen an drei aufeinanderfolgenden Tagen gegeben. Bei zwei der Kinder trat jeweils Fieber auf im Abstand von 1—3 Std. nach der Transfusion, beim dritten entwickelte sich 15 min nach der Transfusion eine Urticaria mit Tachykardie, Atemnot und Kollapssymptomen. Diese Erscheinungen waren nach 2 Std. abgeklungen. Hämolyse ließ sich nicht nachweisen.

Zahlen über die Störungsverhältnisse bei der Transfusion eines Blutes auf 2 Empfänger wurden bereits berichtet. In einem dieser Fälle trat folgende Besonderheit ein: Der erste Empfänger, bei dem es die 4. Transfusion war, bekam keine Störung; der zweite Empfänger, bei dem es die 2. Transfusion war, bekam nach 1 Std. Urticaria, Quincke-Ödem und Schüttelfrost.

Eine Patientin mit subakuter bakterieller Endokarditis bekam seit ihrer 4. Transfusion bis zur 13. (von verschiedenen Spendern) regelmäßig Schüttelfrost mit Urticaria, letztere wechselnd stark.

Ein Patient mit chronischer aplastischer Anämie wurde durch Jahre mit Transfusionen in 1- bis 2wöchigen Abständen behandelt. Erst von der 94. Transfusion an zeigte er fieberhafte Störungen, die zunächst gering blieben, aber allmählich bis zu starken Schüttelfrösten führten, auch nach Dauertropfgabe. Niemals waren nach diesen Störungen Anhaltspunkte für Hämolyse, auch nicht für Allergie gegen Spenderserum, zu finden.

Das Serum eines Spenders, das bei dem von uns veröffentlichten Fall eine allergische Polyneuritis nachweislich hervorgerufen hatte, führte später bei einem anderen Patienten zu einer Urticaria.

Besonders viel Störungen beobachteten wir bei Retikulosen, offenbar wegen der hier häufig vorhandenen Auto-Antikörperbildung.

Eine besonders schwere allergische Störung wurde bei einer Zweittransfusion beobachtet: Universelles Ödem, besonders im Gesicht, dazu universelles Erythem und Kreislaufkollaps bis zur Pulslosigkeit, jedoch ohne Fieber. Serologisch fand sich nichts, die OEHLECKERsche Probe hatte keine Unverträglichkeit gezeigt.

Öfters wurde während oder kurz nach der Transfusion Angst und Unruhe beschrieben; der Schüttelfrost trat dann $^1/_2$—1 Std. danach auf,

in einigen Fällen auch erst nach 3 Std. Leider ist in diesen Fällen
keine Kreuzprobe gemacht worden, obwohl sie auf Blutgruppen-Unstimmigkeit verdächtig erscheinen.

V. Transfusions-Todesfälle.

Von Transfusions-Todesfällen ist bisher noch nicht die Rede gewesen. Wir haben ihrer Besprechung einen besonderen Abschnitt vor-
behalten und sie deshalb in der Häufigkeits-Statistik der Transfusionsstörungen nicht miterwähnt.

Bei 15 Fällen unseres Materials von 15265 Transfusionen trat im
Anschluß an die Transfusion der Tod ein. Fünf dieser Fälle scheiden
von vornherein aus, da die Transfusion nach Lage des Falles (Verblutung,
schwere Verbrennung usw.) nicht für den Tod verantwortlich zu machen
war. Hier konnte auch die Transfusion den durch das Grundleiden be-
dingten Tod nicht aufhalten. Bei weiteren 5 Fällen kommt die Transfusion höchstens als fragliche, evtl. als unterstützende Todesursache in
Betracht bei einem sehr schweren Grundleiden (Darmblutung, Carcinom,
Sepsis, Perikarditis, extreme Anämie). Die Sektion ergab in keinem
dieser Fälle, ebenso wie auch der Fälle der ersten Gruppe, Zeichen einer
Hämolyse. Das Grundleiden reichte jedesmal für die Erklärung des
Todes allein aus. Da sich die Fälle in anderen Krankenhäusern er-
eigneten und uns erst später bei der statistischen Bearbeitung des Materials zu Gesicht kamen, konnten besondere serologische und blutchemische Untersuchungen nicht mehr veranlaßt werden, so weit sie die
behandelnden Ärzte nicht von sich aus hatten durchführen lassen.

Es bleiben 5 Todesfälle, bei denen der Tod mit großer Wahrscheinlich-
keit der Transfusion selbst zur Last gelegt werden muß. Bezogen auf
das Gesamtmaterial (was wir nur mit allem Vorbehalt tun möchten),
würde das eine Letalität der Transfusion von 1 : 3000 = 0,03% ergeben.

Fall 1. O. Mö., 55jähriger Mann mit Magen-Ca und Blutgruppe B Rh. Mehrere
Transfusionen von B Rh und 0 Rh vor und während der Magenresektion wurden
gut vertragen. Nach der Operation bestand ein so schweres Bild, daß sich davon
keine besonderen als Transfusionsstörung faßbaren Symptome klinisch abhoben.
14 Std. nach der letzten postoperativen Transfusion (0 Rh) Exitus unter Somnolenz
und Anurie sowie Zeichen von Magenatonie.

Bei der Sektion neben umschriebener hämorrhagischer Pankreasnekrose eine
schwere Hämoglobinnephrose mit zahlreichen Hämoglobinzylindern in den Harn-
kanälchen, Urämie mit starker Vermehrung des Ammoniakgehalts der Magen-
schleimhaut, Rest-N im Leichenblut 323 mg-%.

Serologisch fand sich im Serum des letzten 0-Spenders ein hoher Anti-B-Titer,
konglutinierend bis 1 : 512, sowie nach Absorption mit Witebsky-Substanz noch
bis 1 : 256. Auch Hämolysine gegen B konnten nachgewiesen werden, so daß
Hämolyse der Empfängerblutkörperchen durch das Spenderserum als Ursache
anzunehmen ist. Es hat sich also um einen „gefährlichen Universalspender" gehandelt. Der Fall wurde von uns an anderer Stelle veröffentlicht.

Fall 2. B. Li., 73 jährige Frau mit symptomatischer Anämie unklarer Ursache bei großem Ulcus cruris. 1. Transfusion gut vertragen. Unmittelbar nach der 2. Transfusion Schüttelfrost ohne sonstige Symptome, 5 Std. später Atemnot, Kollaps und schneller Exitus.

Bei der Sektion flüssiges Blut in allen Herzabschnitten, Dilatation und Erschlaffung beider Herzventrikel, geringe abgeheilte Mitralendokarditis, Koronarsklerose, Herzmuskelschwielen in der Wand des linken Ventrikels. Milztumor mit weicher Hyperplasie der Milzpulpa. Anämie der Leber. Hirnschwellung und Hirnödem. Thrombose der rechten Vena femoralis. Keine Lungenembolie. Katarrhalische Bronchitis. Hypostase der Lungenunterlappen. Linksseitiger Hydroureter und Hydronephrose. *Kein Anhalt für Hämolyse.*

Histologische Befunde liegen leider nicht vor.

Serologisch fand sich: Beide Spender 0 MN Rh, Empfänger 0 MN *rh*. Im Empfängerserum agglutinierende und blockierende Rh-Antikörper. Die Kreuzprobe war nur in Kochsalzlösung gemacht worden, wodurch vermutlich Verträglichkeit vorgetäuscht worden war.

Fall 3. M. Fi., 65 jähriger Mann mit einer nicht näher geklärten Anämie von 37% Hb (keine Sternalpunktion). Bei der 1. Transfusion nach $^1/_2$ Std. Schüttelfrost, nach $1^1/_2$ Std. Erbrechen und Stuhlabgang, schneller Kreislaufverfall. Exitus 14 Std. nach der Transfusion.

Bei der Sektion vorwiegend Ödem der rechten Lunge, keine Embolie in Herz oder Lungen. Herz makroskopisch unauffällig, mäßige Aortensklerose. Leber unauffällig. Milz leicht vergrößert. Nieren klein, bunt, mit etwas höckeriger Oberfläche im Sinne einer arteriosklerotischen Schrumpfung. Übrige Organe bis auf allgemeine Anämie ohne Besonderheiten.

Histologisch im Herzen schwere hypoxämische feintropfige Verfettung, in der Niere außer mäßiger Hyperämie nichts Pathologisches, insbesondere *kein Anhalt für Hämolyse*, in der Leber starke subakute Stauung, stärkste Aktivierung des reticuloendothelialen Systems mit Erythrophagocytose, in den Leberzellen selbst Lipofuscinablagerungen, Dissesche Räume etwas verbreitert.

Serologisch: Spender 0 N Rh, Empfänger A₁B M Rh, Kreuzprobe negativ, kein Antikörpernachweis im Empfängerblut.

Fall 4. W. Wo., 57 jähriger Mann mit perforiertem und blutendem Ulcus ventriculi, Blutungsanämie von 43% Hb. Unmittelbar nach Abschluß der 1. Transfusion Erbrechen, schwerer Kollaps und Exitus.

Bei der Sektion blutendes Ulcus ventriculi, Teerstuhl im Darm, Douglasabsceß. Cruor und Speckhaut im Herzen und in den großen Gefäßen. Dilatation des rechten Herzventrikels. Keine anatomischen Zeichen für akuten Tod. *Keine Hämolyse.* Tuberkulöse Kaverne im rechten Lungenoberlappen. Stauung in Leber, Milz und Nieren.

Keine histologischen Untersuchungen.

Serologisch: Spender A₁M Rh, Empfänger A₂MN Rh. Kreuzprobe o. B. Weder bei Spender noch Empfänger irreguläre Antikörper. Coombstest negativ. Keine Hämolyse im Empfängerblut.

Fall 5. M. Zie., 39 jährige Frau mit blutenden Hämorrhoiden und Blutungsanämie von anfangs 30% Hb. 1. Transfusion gut vertragen. Während der 2. Transfusion 5 Tage später nach reaktionslos vertragener OEHLECKERscher Probe bei etwa 150 cm³ starke Kopfschmerzen, Kreuzschmerzen, Atemnot, Verdrehen der Augen, Schaum vor dem Mund, weswegen sofort abgebrochen wird. Im weiteren Verlauf trotz intensiver Kreislauftherapie Kreislaufverfall, Cheyne-Stokessches Atmen, Bewußtlosigkeit, Inkontinenz, Exitus nach 18 Std.

Die Sektion ergab (Prof. ANDERS, Dr. HANSEN) nirgends Zeichen einer Hämolyse, makroskopisch keine besonderen Befunde, insbesondere Nieren o. B.

Histologisch: In der Milz auffallend kleine Lymphfollikel, reticuläre Fasern stark verquollen und verbreitert, Sinus kollabiert, verklumpt, Struktur der Sinus nicht mehr zu sehen, Eisenreaktionen negativ. Im Gehirn mesenchymale und Mikrogliawucherungen um die Gefäße, perivaskuläres Ödem, in der Adventitia einiger Gefäße Hämosiderinablagerung. In der Leber Verschiebungsleukocytose, allgemeine Durchlässigkeitssteigerung der Capillaren mit perivasculärem Ödem und Erythrocytenaustritten, stellenweise Dissoziation der Leberzellen, keine hyalinen Thromben. In der Niere blutleere Vasa afferentia der Glomeruli, starkes perivasculäres Ödem um die Vasa afferentia, andere Vasa sehr weit und dabei leer, Glomerulusschlingen verklumpt.

In der Gesamtbeurteilung *keine Hämolyse*, sondern generalisierte Permeabilitätsstörung der Capillaren („Dysorie") als Zeichen eines offenbar anaphylaktischen Schocktodes.

Beide Spender hatten die Blutgruppe 0 Rh, die Patientin 0. Der Rh-Faktor der Patientin war nicht bestimmt, die Kreuzprobe unterlassen worden. Auch sind keine serologischen Untersuchungen nach der Störung oder mit dem Leichenblut gemacht worden.

Fragen wir bei diesen 5 Transfusions-Todesfällen nach der Todesursache bzw. deren Pathogenese, so finden wir *nur bei 1 von 5 Fällen eine Hämolyse* (durch Übertragung von 0-Blut auf einen B-Empfänger). Der 2. Fall ist durch das Rh-System zu erklären (Übertragung von Rh-Blut auf einen sensibilisierten rh-Empfänger). Es findet sich jedoch dabei keine Hämolyse. Ob ein akutes Herzversagen infolge Überlastung durch die Transfusion hier mitspielt oder ob ein allergischer Mechanismus zugrunde liegt, erscheint mangels histologischer Befunde nicht sicher ersichtlich. Die zweite Möglichkeit würde eine Parallele darstellen zu dem von uns erwähnten, von RAETHER aus unserer Klinik beschriebenen anaphylaktischen Schock bei künstlicher Rh-Sensibilisierung, der gerettet werden konnte. Auch im 3. Fall liegt keine Hämolyse vor. Hier ließ sich aber auch eine Blutgruppen-Unverträglichkeit ausschließen. Die Pathogenese bleibt unklar. Der 4. Fall liegt ähnlich. Beide sind leider histologisch nicht genügend untersucht.

Im 5. Fall fanden sich histologisch Zeichen eines anaphylaktischen Schocks: Schwerste Permeabilitätsstörung in Form von perivasculären Serum- und Blutaustritten, besonders hochgradig in Nieren und Gehirn, keine Hämolyse, auch keine Erythrocytenagglutination in den Capillaren. Mangels serologischer Untersuchungen konnte hier eine Rh-bedingte Ursache (im Sinne einer Allergie gegen Rh-Antigen) nicht sicher ausgeschlossen werden.

Wenn sich auch aus der geringen Zahl von Todesfällen, die wir erlebten und die teilweise ungenügend untersucht worden sind, keine allgemeingültigen Schlüsse ziehen lassen, so kann doch eines gesagt werden: Auch bei den Transfusionstodesfällen ist die Hämolyse durchaus nicht der einzige pathogenetische Faktor. Nicht-hämolytische Todesfälle scheinen nicht weniger häufig zu sein. ZOLLINGER, ein besonders guter

Kenner dieses Gebiets, ist hier anderer Meinung und glaubt, daß vielleicht auch diese Fälle ohne Hämolyse mikroskopisch eine massive Erythrocytenagglutination in den Capillaren der Organe zeigen müßten (persönliche Mitteilung) und insofern doch durch einen der Hämolyse eng verwandten Mechanismus zu erklären seien. Wir müssen demgegenüber feststellen, daß es mit Sicherheit nicht-hämolytische Transfusions-Todesfälle auch ohne Erythrocytenagglutination gibt, die die Zeichen eines perakuten allergischen Mechanismus, also eines anaphylaktischen Schocks, zeigen und die große praktische Bedeutung allergischer Momente für die Bluttransfusion vor Augen führen. Im Zeitalter der verfeinerten Blutgruppendiagnostik sind diese Fälle besonders erschütternd. Wir möchten glauben, daß die nicht-hämolytischen Transfusions-Todesfälle an Häufigkeit und Bedeutung hinter den hämolytischen nicht zurückstehen. Wir möchten darüber hinaus sogar annehmen, daß auch die meisten der bisher ungeklärten oder auf irgendwelche vermuteten Toxica in Konserven oder Schläuchen zurückgeführten Transfusions-Todesfälle durch einen allergischen Mechanismus bedingt sein mögen. Denn eine letale Wirkung der oft angeschuldigten metallischen oder sonstigen Spurenstoffe kann man sich rein toxikologisch beim besten Willen nicht vorstellen. Erklärbar sind sie überhaupt nur, wenn man ein Überempfindlichkeitsgeschehen, also eine Allergie, annimmt, sei es auch im Sinne einer Haptenwirkung.

Das pathologisch-anatomische Schrifttum ist leider arm an wirklich eingehend histologisch wie serologisch durchuntersuchten nicht-hämolytischen Transfusions-Todesfällen. CARRINGTON und LEE sahen 1923 einen tödlichen Transfusions-Zwischenfall ohne Hämolyse nach gruppengleichem Blut, klinisch gekennzeichnet durch Glottisödem, Stridor, Cyanose, Lungenödem und Koma. Der Fall wird als anaphylaktischer Schock aufgefaßt.

KRÜCKE und SEMMELROCH beschrieben 1947 zwei nicht-hämolytische Todesfälle klinisch und anatomisch. Hier hatten 2 Patienten mit verschiedenen Krankheiten Konservenblut aus derselben 4 Wochen alten, äußerlich intakt aussehenden Blutkonserve erhalten. Beide bekamen nach 15 bzw. 30 min Erbrechen, Schüttelfrost, Unruhe, Kollaps, später Krämpfe und starben nach 3 bzw. 4 Std. Beim ersten Fall war es eine Ersttransfusion gewesen, beim zweiten eine wiederholte.

Pathologisch-anatomisch fand sich in beiden Fällen das gleiche Bild: makroskopisch Lungenödem, subendokardiale Blutungen, Dilatation des rechten Herzens, Fleckung und Trübung der Leber, Lipoidverarmung der Nebennierenrinde, — Befunde, die lediglich im Rahmen eines schweren Kreislaufkollapses gedeutet werden können.

Histologisch fand sich in beiden Fällen eine hochgradige myeloische Infiltration, besonders in Leber und Nieren, bei Verarmung des Knochenmarks an myeloischen Formen, in der Leber außerdem Proliferation und Mobilisation der Capillarendothelien, ferner im Gehirn feintropfige Verfettung der Capillarendothelien und beginnende miliare Nekrosen. Hämolyse oder Erythrocyten-Agglutination fand sich nirgends. Es wird die Wirkung einer toxischen, stark leukotaktischen Substanz im Konservenblut angenommen, und die Zwischenfälle werden durch sekundäre Veränderungen des Konservenblutes im Sinne eines Eiweißzerfalls erklärt, wenn auch hierfür weder Beweise noch Gegenbeweise zu erbringen sind. Bakteriologisch wie serologisch fand sich nichts. Eine Sensibilisierung war zumindest im 1. Fall nicht naheliegend. Für eine Antigen-Antikörper-Reaktion sprachen die Befunde im Gegensatz zu unserem 5. Fall nicht.

Es würde unsere Zuständigkeit überschreiten, wollten wir versuchen, hier das ganze Gebiet der pathologischen Anatomie des Transfusionstodes kritisch zu bearbeiten. Dieses Bemühen würde selbst den Pathologen, wenn er aus der Histologie auf die Pathogenese oder gar die Ätiologie des gesehenen Befundes schließen will, vor größte Probleme stellen. So wagen wir auch nicht die Eingruppierung der beiden Fälle von KRÜCKE und SEMMELROCH. Sie lassen an die in Abschnitt I zitierte „Frühgift"-Ursache von HEILMEYER und Mitarbeitern im Sinne einer Eiweißzerfallstoxikose denken. Wir haben die Fälle vor allem deshalb zitiert, um zu zeigen, daß es offenbar verschiedene andere Möglichkeiten von tödlichen Transfusionsstörungen außer der bekannten blutgruppenbedingten Hämolyse gibt. Jedenfalls sehen wir, daß die nicht-hämolytischen Störungen durchaus nicht identisch mit den leichten und harmlosen zu sein brauchen!

Es liegt hier noch ein weites Feld gemeinsamer Arbeit verschiedener am Transfusionswesen interessierter Fachrichtungen. Nur durch mühsame Sammlung von Einzelfällen wird man allmählich zu genaueren Vorstellungen kommen. Wegen der Seltenheit solcher Fälle sollte jeder Transfusions-Todesfall eingehend und gewissenhaft bearbeitet und veröffentlicht werden, sofern er nicht ohne weiteres durch den bekannten hämolytischen Mechanismus erklärt ist. Klinik, Serologie, Chemie, Bakteriologie und pathologische Anatomie müssen dabei zusammenarbeiten.

VI. Untersuchungen zur Frage der Allergie gegen menschliches Serum.

Wir kommen von verschiedener Seite immer wieder auf die Frage der Allergie gegen menschliches Serum zurück. Wir teilten mit, daß wir bei sämtlichen allergischen Störungen sowie bei der unterschwelligen allergischen Reaktion nach störungsfreier Transfusion durch den Hauttest eine Allergie gegen das Spenderserum nachweisen konnten und daß eine positive Hautreaktion gegen Serum auch bei etwa 40% der untersuchten Fälle von rein fieberhaften Störungen zu finden war. Wir fanden allergische Transfusionsstörungen und allergische Blutbildreaktionen auch bei Patienten, die nachweislich niemals menschliches oder tierisches Serum erhalten hatten. Daraus ergab sich die Frage, ob eine natürliche Überempfindlichkeit, eine „primäre" Allergie gegen menschliches Serum oder gewisse menschliche Seren vorkommt und wie verbreitet eine solche ist. Zur Bewertung der positiven Hautreaktionen auf Serumverdünnungen schien es notwendig, festzustellen, ob es sich hier um seltene Ausnahmefälle handelt oder ob nicht ein positiver Hauttest gegen Menschenserum häufiger vorkommt, als es sich nach der relativ geringen Zahl allergischer Transfusionsstörungen erwarten läßt.

In der Literatur ließ sich zu dieser Frage nur wenig finden, so daß hier die Grundlagen selbst erarbeitet werden mußten. Die einzige Arbeit, die wir hierzu fanden, ist von TUMPEER und RUBENS: „Untersuchungen auf Antikörper in Rekonvaleszentenseren". Die Autoren fanden die im Rekonvaleszentenserum erwarteten Antikörper nicht in solcher Konzentration, daß sie bei der gewöhnlichen passiven Übertragungstechnik entdeckt werden konnten. Mehr als Nebenbefunde stellten sie jedoch eine recht verbreitete Allergie gegen Rekonvaleszentenserum im Hauttest fest, die auf Gegenwart von Allergenen in den Seren beruhen dürfte. Auch hier wurde weniger an eine Unverträglichkeit des Serums als ganzes gedacht, sondern an Allergene, die dem Serum beigemischt sein könnten, da viele Menschen Allergiker sind. Besonders oft werden Mischseren solche Allergene enthalten.

Von 31 Müttern allergischer Kinder zeigten bei TUMPEER und RUBENS 5 einen positiven Hauttest auf unverdünntes Mischserum. Von 30 anderen Frauen reagierten 10 im Hauttest positiv auf 5 von 6 menschlichen Rekonvaleszentenseren. Diese Seren waren Mischseren, waren filtriert und mit Desinfektionsmitteln vorbehandelt. Reaktionen auf Frischseren waren seltener. 2 Frauen reagierten sogar auf ihr eigenes Serum. Auf die Desinfektionsmittel gab es keine Reaktionen. 15 dieser 30 Frauen hatten allerdings Allergiker in der Verwandtschaft. Man möchte daraus schließen, daß wohl in Amerika, zumindest in der Gegend der zitierten Untersucher, Allergien wesentlich häufiger sein müssen als bei uns.

Folgende Übersicht zeigt die Testergebnisse von TUMPEER und RUBENS:

1. Hautreaktionen auf konservierte Mischseren (Fallzahlen):

Mischserum Nr.	neg.	$+$	$++$	$+++$
1	7	4	16	3
2	6	2	19	3
3	7	5	15	3
4	5	3	17	4
5	7	5	15	3
6	7	6	13	3

2. Hautreaktionen auf frische Einzelseren (Fallzahlen):

Einzelserum Nr.	neg.	+	++	+++	
1	4	1			
2	1	1	2	1	(Eigenserum)
3	3		1	1	(Eigenserum)
4	4			1	(Eigenserum)
5	3	2			
6	5				

Die Möglichkeit von Nahrungsallergenen im Spenderblut konnte jedesmal ausgeschlossen werden, ebenso auch das Vorhandensein von Nahrungsallergenen im Empfängerblut, gegen die das zur Testung verwendete Serum Antikörper enthalten könnte. Die positiven Hautreaktionen müssen also anders als durch Nahrungsallergene erklärt werden. Einen etwaigen Antikörpergehalt des Testserums, zumal wenn Mischseren verwendet wurden, halten die Autoren für zu klein, um sich bei passiver Übertragung im Sinne einer passiven Anaphylaxie bemerkbar machen zu können. Beim Mischen der Seren kann die Aktivität etwaiger Antikörper neutralisiert oder irgendwie blockiert werden. Auch TUMPEER und RUBENS fiel der Unterschied zwischen der Häufigkeit positiver Hautreaktionen gegen menschliches Serum gegenüber der relativen Seltenheit klinisch manifester allergischer Störungen nach Rekonvaleszentenserumbehandlung auf: Sie fanden im eigenen Material bei 3708 Injektionen von Rekonvaleszentenserum 36 Reaktionen, also unter 1%, häufiger als Spätreaktion am 7. bis 9. Tag, seltener als Sofortreaktion. Fox und HARDGROVE fanden ebenfalls nur bei 1% ihrer mit menschlichen Rekonvaleszentenseren Behandelten allergische Störungen.

Die Tatsache, daß Antikörper an einer Hautstelle nach Injektion von 0,05 cm³ Serum intracutan nicht nachgewiesen werden können, spricht nicht dagegen, daß eine Störung auftritt, wenn 4000mal soviel Serum intramuskulär oder gar intravenös gegeben wird. Unklar bleibt allerdings umgekehrt, daß in vielen Fällen positive Hautreaktion gegen Fremdserum zu beobachten ist, bei denen keine klinischen Störungen bei der Injektion bzw. Transfusion viel größerer Serum- bzw. Blutmengen auftreten. Vielleicht gibt die von uns im Abschnitt II beschriebene unterschwellige allergische Reaktion, die sich nur im Blutbild verrät, eine Erklärung für die Fälle, in denen es trotz positiven Hauttests nicht zu einer manifesten allergischen Störung kommt.

Wir versuchten nun, in eigenen Untersuchungen die Frage der Häufigkeit einer Allergie gegen menschliche Fremdseren zu prüfen. Wir verwendeten zu dieser Testung Gesunde und Herz-Kreislauf-Kranke, jedenfalls Personen, die weder an einer entzündlichen Krankheit litten noch allergische Faktoren in ihrer eigenen oder ihrer Familien-

Anamnese hatten, die weder jemals Blut oder Serum bekommen hatten
noch besonders stark dermographisch waren. Blutbild, Blutsenkung
und Serumeiweißwerte waren bei allen Versuchspersonen im Rahmen
der Norm. Zur Testung verwendeten wir 1 : 10 mit physiologischer
steriler Kochsalzlösung verdünnte Einzelseren gleichartig ausgewählter
nüchterner Personen. Die Seren wurden zum Ausschluß einer Lues-
übertragungsmöglichkeit durch die Meinecke-Klärungsreaktion kon-
trolliert, zur Verhinderung einer Übertragung des Virus der Serumhepatitis ultraviolettbestrahlt und
durch Phenolzusatz in der üblichen
Endkonzentration von 0,5% kon-
serviert. Die Testung erfolgte stets
in gleicher Weise durch streng intracutane Injektion von 0,05 cm³ der
Serumverdünnungen in die Rücken-
haut. Es wurden je 4 Seren beliebiger
Blutgruppen zur Testung verwendet, als Kontrollen physiologische
Kochsalzlösung und Histaminlösung
1 : 1000. Das Ergebnis wurde nach
20—30 min abgelesen. Zum Beweis
der Unabhängigkeit positiver Reaktionen von den Blutgruppen wurde
im Fall einer positiven Reaktion bei
Spender und Empfänger die Blutgruppe bestimmt. Erwartungsgemäß
fanden sich zwischen den Blutgruppen keinerlei Beziehungen.

Wir haben insgesamt 100 Personen untersucht. Von diesen wurden
je 25 mit den gleichen 4 Seren ge-

Tabelle 3. *Serum-Allergie,
vom Spender aus betrachtet.*

Serum Nr.	positive Reaktionen	
1	6	
2	5	Gruppe I:
3	2	25 Empfänger
4	1	
5	9	
6	2	Gruppe II:
7	—	25 Empfänger
8	—	
9	—	
10	—	Gruppe III:
11	6	25 Empfänger
12	1	
13	2	
14	1	Gruppe IV:
15	—	25 Empfänger
16	—	

testet. Die *Ergebnisse* zeigen die Tab. 3 u. 4. Tab. 3 ist bezogen auf die
einzelnen Spender-Testseren, Tab. 4 auf die einzelnen getesteten Empfänger. Aufgeführt werden nur die positiv reagierenden Fälle.

Es fällt die *relative Häufigkeit positiver Hautreaktionen auf einzelne
bestimmte menschliche Seren* auf, die bei unserem kleinen Material bei
22% liegt. Dieser Prozentsatz ist etwa halb so hoch wie der, den wir
bei Patienten mit pyrogenen Störungen bei nachheriger Hauttestung
mit Spenderserum gefunden haben (40%). Die positive Hautreaktion
gegen Spenderserum ist also bei pyrogenen Störungen nur wenig häufiger
als bei der Durchschnittsbevölkerung, so daß man daraus noch nicht
sicher auf einen Zusammenhang zwischen fieberhafter Störung und
Serumallergie schließen kann.

Tabelle 4. *Serum-Allergie, vom Empfänger aus betrachtet*
(nur positive Reaktionen).

Empfänger Nr.	Serum 1	Serum 2	Serum 3	Serum 4	
14	+	+	—	—	
17	+	+	—	—	Gruppe I:
19	+	+	+	+	25 Empfänger
20	+	+	—	—	
22	+	+	+	—	

Empfänger Nr.	Serum 5	Serum 6	Serum 7	Serum 8	
27	+	—	—	—	
31	+	—	—	—	
33	+	+	—	—	
34	+	—	—	—	Gruppe II:
36	+	—	—	—	25 Empfänger
37	+	—	—	—	
41	+	—	—	—	

Empfänger Nr.	Serum 9	Serum 10	Serum 11	Serum 12	
55	—	—	+	—	
59	—	—	+	—	
63	—	—	+	—	Gruppe III:
64	—	—	+	—	25 Empfänger
68	—	—	+	—	
69	—	—	+	—	

Empfänger Nr.	Serum 13	Serum 14	Serum 15	Serum 16	
83	+	+	—	—	
87	—	+	—	—	Gruppe IV:
89	+	+	—	—	25 Empfänger
94	+	—	—	—	

Auffällig ist, daß bei den 4 Untersuchungsreihen jedesmal ein bestimmtes Serum häufiger als die anderen positive Hautreaktion hervorrief:

14 Empfänger reagierten allergisch auf 1 von 4 Seren,
 6 „   „   „   „ 2 „ 4 „ ,
 1 „   „   „   „ 3 „ 4 „ ,
 1 „   „   „   „ 4 „ 4 „ .

Ähnliche Beobachtungen hatten bereits TUMPEER und RUBENS gemacht. Wir sehen daraus, daß *die Allergie der Empfänger sich nicht allgemein gegen Fremdserum richtet, sondern gegen bestimmte Fremdseren.* Wir sehen, daß es einzelne Spenderseren gibt, die bei mehreren Empfängern allergische Reaktionen hervorrufen. *Das Zustandekommen allergischer Reaktionen gegen Fremdserum liegt also sowohl in der Eigenart des Spenders wie in der des Empfängers begründet,* eine Tatsache, die doch in etwa an die Existenz einer Art Eiweißgruppenbildung (Dahr) denken läßt. Diese haben jedoch zu den Blutgruppen keinerlei Beziehung, zumal da es sich stets um gruppengleiche Transfusionen handelt, bei denen allergische Störungen beobachtet werden.

Auch zu sonstigen Allergien scheinen merkwürdigerweise keine festen Beziehungen zu bestehen. Wir haben z. B. einen Erdbeer-Allergiker in gleicher Weise wie die anderen Versuchspersonen mit vier menschlichen Seren getestet und fanden bei ihm nur negative Ergebnisse. Ein anderer, der gegen Barbiturate allergisch war, zeigte positive Reaktionen gegen sämtliche Testseren, aber ebenso auch gegen Kochsalzlösung!

VII. Allergie- und Pyrogen-Probleme.

Die allergische und die fieberhafte Transfusionsstörung stellt sich, wie wir an Hand unserer differenzierten Leukocytenkurven zeigen konnten, irgendwie als etwas Gegensätzliches dar. Wir fanden jedoch einige Fälle, sowohl bei den Leukocytenkurven der ungestörten wie der fieberhaft gestörten Transfusionen, bei denen die Leukocyten und besonders die Eosinophilen einen biphasischen Verlauf zeigten. Außer dieser Beobachtung gibt es noch verschiedene andere Gesichtspunkte, die darauf hindeuten, daß auch bei den fieberhaften Störungen neben den Pyrogenen allergische Faktoren eine Rolle spielen können. Auf diese Frage muß jetzt noch einmal im Zusammenhang eingegangen werden.

Die in einem früheren Abschnitt entwickelte Lehre von den Pyrogenen und ihrer Bedeutung für die fieberhaften Transfusionsstörungen erklärt zweifellos einen großen Teil der klinischen Beobachtungen. Der Rückgang der fieberhaften Störungen bei strikter Einhaltung der Vorschriften für Pyrogenfreimachung hat die Richtigkeit der Lehre in der Praxis offenbar bewiesen. Und doch bleiben verschiedene klinische Beobachtungen noch ungeklärt und werfen die Frage auf, ob nicht bei den pyrogenbedingten Störungen noch gewisse zusätzliche Ursachen eine Bedeutung haben mögen.

Zunächst ist da die immer wieder gemachte Beobachtung, daß Fieber und Schüttelfrost in der Klinik nach intravenösen Infusionen von Kochsalz-, Traubenzucker- und anderen Lösungen viel seltener auftreten als nach Frischbluttransfusionen. Unsere eigenen Beobachtungen stammen teilweise noch aus der Zeit, als man noch von Pyrogenfreimachung der Infusionsgeräte und Infusionslösungen nichts wußte und als Infusionen und Transfusionen auf den Stationen vielfach mit den gleichen Geräten vorgenommen wurden. Wir haben in unserer Klinik besonders bei der Behandlung von Leberkrankheiten ausgedehnten Gebrauch von intravenösen Infusionen gemacht und haben praktisch niemals Temperatursteigerungen danach gesehen. Es wurde früher bekanntlich vom „Kochsalzfieber" gesprochen. Wir haben ein solches Fieber im Gegensatz zu den häufigen Transfusionsfiebern so gut wie niemals erlebt, obwohl unsere Infusionen stets im offenen System gegeben wurden. Statistische Häufigkeitsangaben können wir zwar nicht machen, schätzen aber die Häufigkeit von fieberhaften Störungen nach Infusionen im Verhältnis zur Häufigkeit nach Transfusionen auf 1 : 10 bis 1 : 20.

Andere Kliniker haben die gleichen Beobachtungen gemacht. Wie will man diesen Unterschied erklären, wenn man allein die Pyrogene verantwortlich macht? Es ist nicht einzusehen, warum die gleichen exogenen Reizstoffe in wäßrigen Lösungen weniger vorhanden sein sollen als im frischen Transfusionsblut. Eher das Umgekehrte sollte man erwarten. Und wenn man endogene Reizstoffe annimmt, also Polypeptide aus Blutresten des Infusionsgeräts? Auch an den Geräten kann es nicht liegen, denn es sind dieselben in beiden Fällen. Der von der gestrigen Transfusion möglicherweise noch Peptidreste enthaltende Infusionsschlauch wird heute für die Traubenzuckerinfusion verwendet — ohne Störung!

Weiterhin ist es eine Tatsache, daß fieberhafte Transfusionsstörungen von der 3. Transfusion an zunehmen (s. Abschnitt IV), daß also der Empfänger irgendwie sensibilisiert wird. Wir sehen hier also das Umgekehrte wie beim Pyrifer, wo man die Dosis bei jedem Stoß erhöhen muß, um wieder Fieber zu erreichen! In Abschnitt IV haben wir die Beobachtung beschrieben, daß bei Teilung einer Spenderblutmenge auf zwei Empfänger häufiger nur der eine von ihnen mit einer fieberhaften Störung reagierte. Man darf auch daraus auf die Mitbedeutung einer besonderen individuellen Empfindlichkeit gegen Pyrogene schließen.

Dieser zusätzliche Faktor, der zum Pyrogen hinzukommen muß, um zu einer manifesten Transfusionsstörung zu führen, ist entweder in der antigenen Struktur des Pyrogens selbst oder — wahrscheinlicher — in der biologischen Struktur des Transfusionsblutes selber zu suchen. Und damit kämen wir auf die Frage der „Eiweißunverträglichkeit" zurück, auf jenen Begriff, unter dem man vor Kenntnis der Pyrogene all diese Störungen zusammenfaßte (DAHR). Wir konnten zeigen (Abschnitt II), daß jedes Blut durch seine Serumeiweißkörper auf den Empfängerorganismus anders wirkt als eine Kochsalz- oder Traubenzuckerinfusion und von ihm in jedem Fall mit regulativen Veränderungen seines neurohormonalen Funktionskreises beantwortet wird. Es mag also sein, daß zur Auslösung eines Schüttelfrostes bei unterschwelligem Pyrogenreiz noch ein zusätzlicher Reizfaktor hinzukommen muß, wie er im Serumeiweiß des Transfusionsblutes gegeben ist. Je nach der Reaktionslage des Empfängers wird dieser Faktor im Sinne des „Stress" oder der Allergie zur Wirkung kommen.

REIF, der nach Plasmatransfusionen häufiger fieberhafte und allergische Störungen sah als nach Frischblut, schließt daraus, daß für die fieberhaften Transfusionsstörungen Allergie gegen Spendereiweiß neben den Pyrogenen eine Bedeutung haben muß. HEINEN und Mitarbeiter ziehen auf Grund ihrer Erfahrungen an Plasmakonserven als Allergene nicht nur die Plasmaeiweißkörper, sondern auch die Pyrogene in Betracht.

Über diese zweite Möglichkeit, die antigene Struktur der Pyrogene, haben uns neuere Forschungsergebnisse Aufschlüsse gegeben: Wie bereits in Abschnitt I, 2 erwähnt, konnte WESTPHAL nachweisen, daß die exogenen Reizstoffe, also die pyrogenen Bakterien-Polysaccharide, zugleich wirksame Antigene darstellen, die eine Antikörperbildung beim Empfänger anregen. Es nimmt also nicht wunder, wenn im Lauf einer Transfusionsserie die Empfindlichkeit gegen diese pyrogenen Stoffe bzw. ihre Antigenwirkung im Sinne einer Sensibilisierung ebenso wie gegen Spendereiweiß zunimmt, so daß bei wiederholter Transfusion auch ohne Blutgruppen-Unstimmigkeiten häufigere und schwerere Störungen zu beobachten sind als bei der ersten Transfusion. Hinzu kommt die bekannt verschiedene Empfindlichkeit verschiedener Menschen gegen Pyrogene, offenbar in Abhängigkeit von ihrer Antikörperbildungsfähigkeit. Auch hier schieben sich also Vorgänge der Allergie und der Immunität in die Reaktion des Empfänger-Organismus auf die pyrogenen Reizstoffe ein.

Das Pyrogenproblem wird jedoch in letzter Zeit noch komplizierter: Man neigt immer mehr dazu, unter den beiden Gruppen der exogenen (bakteriellen) und endogenen (Eiweißzerfalls-) pyrogenen Reizstoffe (vgl. Abschnitt I, 2) die Schuld an den beobachteten Transfusionsstörungen vorwiegend der zweiten Gruppe zuzuschreiben (WESTPHAL). Demnach wären also für die fieberhaften Störungen doch wieder Eiweißzerfallsprodukte verantwortlich! Denn die pyrogenen Polypeptide sind ja nichts anderes als Spaltprodukte von Plasmaproteinen, wahrscheinlich in erster Linie aus Fibrinresten. Auch aus Erythrocytenmembranen sollen nach WESTPHAL solche Stoffe frei werden können, die wirksame Reizstoffe sind und in Kombination mit gewissen unspezifischen Lipoid- oder Proteinanteilen des Serums antigenen Charakter annehmen können. Weiter können im Blut Autoallergene wirksam werden dadurch, daß proteolytische Enzyme des Transfusionsblutes nach der Transfusion am körpereigenen Substrat angreifen und allergisierend wirken (WESTPHAL, persönliche Mitteilung).

Alle diese noch im Fluß befindlichen Fragen scheinen zu bestätigen, daß bei der Transfusion und bei pyrogenen Störungen *Autoallergene* eine Rolle spielen und enge Zusammenhänge zwischen Allergie- und Pyrogenproblemen bestehen. Zahlreiche klinische Erfahrungen würden in diesem Lichte einer Erklärung leichter zugänglich werden.

In diesem Zusammenhang muß weiterhin auf die bekannte Tatsache hingewiesen werden, daß *Transfusionsstörungen in Narkose* selten sind. Wir selbst fanden (vgl. Abschnitt IV), daß nicht-hämolytische Störungen in Narkose etwa 16mal seltener auftreten. KOSLOWSKI und KOLDE fanden sie 8mal seltener als ohne Narkose. Während blutgruppenbedingte Störungen auf Grund ihres Entstehungsmechanismus in Narkose wohl nicht seltener vorkommen, aber unbemerkt verlaufen können und sich nur durch Blutdruckabfall zu verraten pflegen, kommen pyrogene Störungen in Narkose praktisch kaum vor. Auch allergische Störungen werden unterdrückt.

Schon BESREDKA demonstrierte vor 40 Jahren die Unterdrückung eines anaphylaktischen Schocks in Narkose. VOLKMANN beobachtete, daß Serumkrankheit nicht auftritt, wenn das Serum in Narkose eingespritzt war. SCHMITZ weist ebenfalls auf die reaktionslose Verträglichkeit von Serumgaben in Narkose hin. Nach EICKHOFF wird in Narkose sowohl die lokale wie die Allgemeinreaktion unterdrückt, und zwar wenn die Narkose während der Reinjektion, also der Erfolgsinjektion gegeben wird. WESTPHAL fand, daß die Injektion von endogenen Peptid-Reizstoffen unter Anaesthesie oder Narkose keinerlei entzündliche Reaktion gibt (persönliche Mitteilung). Die bei der Injektion der Reizstoffe übliche Leukocytose konnte jedoch trotzdem beobachtet werden. Auch wir sahen bei Transfusionen in Narkose gleiche Leukocytenbewegungen wie sonst.

Demgegenüber sind HILBER und SCHWENKENBECHER der Auffassung, daß auch in Narkose die Antikörperbildung unvermindert vor sich geht, die Fixierung des Antigens an die Zelle nicht verhindert wird und das Reaktionsterrain der Antigen-Antikörper-Reaktion nicht geschädigt wird. H. MOSER fand bei Injektion von Meerschweinchen mit Choleravibrionen nur dann eine Unterdrückung des anaphylaktischen Schocks, wenn die sensibilisierende Erstinjektion in Narkose erfolgte, während die anaphylaktische Reaktion in voller Stärke auftrat, wenn die Narkose bei der Reinjektion gegeben wurde. Gleiche Wirkungen wie die Narkose übt auch eine Zwischenhirnausschaltung durch Sedativa wie Mesantoin aus. WOLFSOHN sah niemals Serumschock, wenn er das Tetanusserum einige Minuten nach einer durch die gleiche Kanüle intramuskulär gespritzten 0,5%igen Procainlösung injizierte. Es scheint also eine zentripetale Leitung des Reizes für den anaphylaktischen Schock zum Zentralnervensystem über die peripheren Nerven zu geben, wenn man von der etwaigen Narkotisierung des Zellgeschehens der Antigen-Antikörper-Reaktion absehen will.

Zusammenfassend können wir jedenfalls sowohl für den „Stress" (pyrogene Störungen) wie für die Allergie einen zentralnervösen pathogenetischen Faktor annehmen, den wir wohl ins Zwischenhirn lokalisieren dürfen. Seine Ausschaltung erklärt die Seltenheit beider Störungsformen in Narkose. Die Tatsache der humoralen Vermittlung beider Vorgänge wird dadurch nicht minder wesentlich.

Welche Faktoren des Spenderblutes sind es aber nun, die beim Empfänger allergische Reaktionen hervorrufen? Im einzelnen können wir hier nur Vermutungen äußern. YOUNG machte folgende Beobachtungen: Ein Spender war allergisch gegen Tomaten. Der Empfänger hatte vor der Transfusion Tomaten gegessen und bekam gleich nach der Transfusion Urticaria. Am nächsten Tag bekam der gleiche Empfänger nach der Transfusion von 100 cm³ Blut eines anderen, nüchternen, nicht allergischen Spenders wieder Urticaria, so daß die Transfusion abgebrochen wurde. Zwei Tage später wurde das im Eisschrank aufbewahrte Blut des zweiten Spenders reaktionslos vertragen. Weitere Transfusionen ergaben jedesmal Urticaria und Fieber. War jedoch ein Teil des Blutes im Eisschrank aufbewahrt worden und wurde nachträglich transfundiert, trat keine Störung auf.

In zwei weiteren Fällen wurde dieselbe Beobachtung gemacht, jedoch ohne allergischen Erstspender. Die Empfänger waren in allen Fällen keine Allergiker. Hautteste zeigten positive Reaktion gegen frisches Spenderserum wie auch gegen Serum des aus dem Eisschrank genommenen zweiten Teils des Spenderblutes. Daraus schließt YOUNG, daß sich das Blut im Eisschrank nicht geändert haben kann, sondern daß der Empfänger sich gegen das Spenderblut im Gefolge der ersten mit Störung beantworteten Transfusion selbst desensibilisiert haben muß. Der Empfänger befand sich offenbar bei der Transfusion der zweiten Bluthälfte aus dem Eisschrank in der antianaphylaktischen Phase. Es wird deshalb empfohlen, wenn auf jedes Blut eine allergische Störung auftritt, nur eine kleine Menge zu geben und den Rest am nächsten Tage zu transfundieren.

HERMELINK fand eine höhere Störungsquote, wenn sich die Transfusionen in mehr als 5 Tagen Abstand folgten. Offenbar ist dann die anzunehmende antianaphylaktische Phase abgeklungen. Demgegenüber sahen KLENDSKOJ und WITEBSKY keinen Unterschied in der Häufigkeit allergischer Störungen bei mehr oder weniger als 10 Tagen Abstand zwischen den Transfusionen. DAVID und BILLETER fanden eine signifikante Abnahme der Häufigkeit pyrogener und allergischer Störungen, wenn die Blutkonserven über 24 Std. im Eisschrank gelagert hatten. Da jedoch im allgemeinen keine Konserve innerhalb der ersten 24 Std. verbraucht wird, müßte sich aus dieser Beobachtung eine geringere Häufigkeit pyrogener wie allergischer Störungen bei jedem Konservenblut ergeben. Bezüglich der pyrogenen Störungen konnten wir dies bestätigen, während allergische Störungen allgemein bei Konservenblut nicht seltener sind als bei Frischblut.

Wie weit das *Bluthistamin* hier hineinspielt, ist noch recht unklar. Es wird eine Bedeutung des Histamins im Spenderblut wie im Empfängerblut diskutiert. Die Beobachtungen von YOUNG ließen sich möglicherweise auch durch Absinken des Histamingehalts des Spenderblutes während des Eisschrank-Aufenthalts infolge der bluteigenen Histaminase erklären.

Über das Histamin im Empfängerblut liegen bisher recht widersprechende Befunde vor: HEIM fand bei einer allergischen Transfusionsstörung Erhöhung des Bluthistamins von normal 0,5 γ/cm^3 auf 3 bis 10 γ/cm^3, KOSLOWSKI dagegen bei gleichartigen Störungen Abfälle um 70% des Ausgangswertes.

GADDUM hat sich mit dem Histaminstoffwechsel eingehender beschäftigt und hält Schlüsse aus dem Histamingehalt des Vollbluts für schwer zu ziehen, da Histamin normalerweise in den Leukocyten reichlich vorkommt. Ebenso schwierig sind Plasma-Histamin-Untersuchungen, da das Leukocyten-Histamin ins Plasma übergehen kann und dies ja bei der posttransfusionellen Auflösung der Spenderleukocyten im Empfänger stets der Fall sein wird. Während allergischer Anfälle soll die Ausscheidung des Histamins im Harn ansteigen, das hier z. T. frei, z. T. als inaktives Acetyl-Histamin gefunden wird. Kompliziert werden die Verhältnisse weiter durch die Existenz des körpereigenen Ferments Histaminase, dessen Konzentration im allergischen Zustand im Gewebe wie auch im Blut absinkt.

Eine mögliche Rolle des Histamins bzw. eines allergischen Mechanismus auch bei der pyrogenen Transfusionsstörung erhellt aus der Beobachtung von FERRIS und Mitarbeitern: Prophylaktische Gabe von Antihistaminkörpern bewirkte nicht nur einen Rückgang allergischer Störungen, sondern unerwarteterweise auch ein Ausbleiben pyrogener Störungen (vgl. Abschnitt VIII).

Sicher bedarf das Histaminproblem noch eingehender Studien, wobei nicht vergessen werden darf, daß das Histamin niemals alleiniger Ursachenfaktor für das Zustandekommen einer allergischen Reaktion ist.

VIII. Prophylaxe von Transfusionsstörungen.

Für den verantwortungsbewußten Arzt ergibt sich aus den dargestellten Tatsachen und Problemen nunmehr die Frage nach Möglichkeiten zur Vermeidung von Transfusionsstörungen.

Die Prophylaxe der blutgruppenbedingten Transfusionsstörungen ist weitgehend bekannt. Wir brauchen sie deshalb hier nicht abzuhandeln. Erst kürzlich hat SCHWENZER unter dem Thema „Neuzeitliche Sicherungen bei Bluttransfusionen" eine umfangreiche Zusammenstellung veröffentlicht, auf die wir verweisen können. Eine Prophylaxe der nicht-blutgruppenbedingten, nicht-hämolytischen Störungen wird dagegen fast nirgends besprochen, — es sei denn in Form eines Hinweises auf die technischen Möglichkeiten der Pyrogenfreimachung von Blutkonserven- und Transfusionsgeräten.

Über die unbedingte Notwendigkeit eines Ausschlusses blutgruppenbedingter Störungen durch einwandfreie Blutgruppenbestimmung einschließlich des Rh-Systems bei Spender und Empfänger, durch die Kreuzprobe nach DAHR und die biologische Probe nach OEHLECKER bedarf es keiner Worte mehr. Wie lassen sich jedoch die viel häufigeren nicht-hämolytischen Störungen vermeiden?

Zunächst ergibt sich aus unserer Statistik die Empfehlung der Blutkonserve anstelle der Frischbluttransfusion wegen ihrer sehr viel niedrigeren Störungshäufigkeit. Falls Frischblut gegeben werden muß, sollte die direkte Übertragung aus dem gleichen Grunde vorgezogen werden. Über die technischen Maßnahmen zur Verminderung pyrogener Störungen unterrichten zahlreiche neuere Arbeiten und die einschlägigen Monographien über die Blutkonservierung (DE GOVIN, HARDIN und ALSEVER; SCHWALM, HEPPNER usw.). Es bleibt jedoch selbst bei der besten Apyrogenität stets noch eine gewisse Zahl fieberhafter Transfusionsstörungen übrig, die sich von der technischen Seite her nicht vermeiden läßt.

Es sollte also außer der technischen noch eine *biologische Störungsprophylaxe* getrieben werden. Dies gilt für den erwähnten Rest fieberhafter Störungen, besonders jedoch für die allergischen Störungen, denen von der technischen Seite her nicht beizukommen ist.

Wie bereits besprochen, bietet, aufs ganze gesehen, eine Spenderauswahl keine Aussicht, allergische Störungen zu vermeiden. Auch das Blut nüchterner Spender ruft nach DE GOVINs Erfahrungen nicht seltener allergische Transfusionsstörungen hervor. Es ist zudem möglich, daß der Spender noch Nahrungsallergene vom Abendessen des Vortages im Blut hat. Da die Nahrungsallergene jedoch, wie wir sahen, gegenüber der Allergie gegen Spenderserum als solches nur eine untergeordnete Rolle spielen, kann man also auf Nüchternheit des Spenders unseres Erachtens verzichten. Das ist allein schon aus menschlichen Gründen zur Vermeidung von Befindensstörungen und Kollapserscheinungen beim Spender von Wert.

Man wird ferner von der Spenderseite her darauf achten, daß der gleiche Empfänger nicht wiederholt Blut vom gleichen Spender bekommt, um die Möglichkeiten zur Allergisierung (ebenso wie die zur Sensibilisierung gegen Blutgruppeneigenschaften) recht gering zu halten.

Man könnte ferner an eine Testung des Empfängers mit einer Probe verdünnten Spenderserums oder an eine intramuskuläre Probeinjektion von Spenderserum denken. Die letzte Möglichkeit, von FISCHER in einem Einzelfall angewendet, verbietet sich in der Praxis wegen ihrer Umständlichkeit. Die allgemeine Durchführung der ersten Maßnahme, mit der *wir* arbeiteten, hätte sicherlich manches für sich und wäre technisch nicht allzu schwierig. Da jedoch positive Hautreaktionen häufiger auftreten werden als manifeste allergische Störungen bei der Transfusion des gleichen Blutes, gäbe es recht viel Leerlauf, und die Methode würde in der Praxis sicher bald wieder verlassen werden. Wir glauben deshalb, sie nicht zur breiten Anwendung empfehlen zu sollen, so wertvoll sie in besonders gelagerten Einzelfällen sein mag.

Leichter durchführbar sind die Formen einer biologischen Störungsprophylaxe, die am Empfänger angreifen und seine Störungsempfindlichkeit bzw. Reaktionsfähigkeit vermindern. Im wesentlichen sind dies Maßnahmen zur Abschwächung oder Unterdrückung allergischer Reaktionen im Empfängerorganismus, gleichzeitig auch geeignet zur Unterdrückung pyrogener oder „Stress"-artiger Reaktionen. Die verfügbaren Mittel greifen entweder zentral am Hirnstamm bzw. Zwischenhirn an oder peripher an den Capillaren und ihren Permeabilitätsverhältnissen oder auch am Histamin als dem chemischen Anlasser des allergischen Geschehens.

1. Zentral angreifende Mittel. Am Zentralnervensystem greift zunächst die *Narkose* an, über die wir bereits im Abschnitt VII sprachen. Wenn in Narkose operiert wird und Transfusionen erforderlich sind, sollte von der Möglichkeit der Transfusion in Narkose weitgehend Gebrauch gemacht werden, da sie einen Rückgang der Störungshäufigkeit um das 8- bis 16fache bringt. Dies bezieht sich auf pyrogene und allergische Störungen. Daß auf die Gefahr, hämolytische Störungen in Narkose zu übersehen, durch Blutdrucküberwachung besonders geachtet werden muß, versteht sich von selbst, denn die Hämolyse kann ja auch in Narkose ablaufen.

Ob sich durch *Zwischenhirn-Sedativa* (Barbiturate usw.) sowie durch *Antipyretica* (Chinin, Salicyl, Pyramidon) nicht-hämolytische Störungen verhindern lassen, möchten wir bezweifeln. Von chirurgischer Seite werden diese Mittel seit langem immer wieder gelegentlich angewendet. Statistisch bewiesen ist ihre Wirkung nicht. Es mag sein, daß sie den ausgebrochenen Schüttelfrost etwas abschwächen. Für die Prophylaxe haben wir jedoch wesentlich wirksamere Mittel. Ihre allgemeine Anwendung kann daher nicht empfohlen werden. Einzelne Autoren sahen von Opiaten wie Morphin, Morphin-Atropin, S-E-E oder Dolantin Gutes, ohne deren Wirkung statistisch beweisen zu können. Über das Megaphen fehlen Mitteilungen in dieser Richtung.

Die Wirkungsweise des *Novocain bzw. Causat* ist noch komplexer und geht über eine Stammhirnwirkung hinaus. Es ist von verschiedenen Seiten zur Störungsprophylaxe empfohlen worden (DELLA SANTA und FISCHER, LEHMACHER, SCHWALM). Bei unserem Material wurde es recht selten gegeben (s. Abschnitt IV). So weit wir wegen des Fehlers der kleinen Zahl Aussagen machen können, scheint das Novocain keinen statistisch nachweisbaren Wert als Prophylacticum zu haben.

2. Capillarabdichtende Mittel. Unter den Mitteln, die zur Capillarabdichtung empfohlen werden, steht neben dem bereits erwähnten und für uns wertlosen Pyramidon das *Calcium* obenan. Wie wir in Abschnitt IV statistisch nachweisen konnten, hat Calcium entgegen manchen Auffassungen keinen nachweisbaren prophylaktischen Wert, nicht einmal gegen allergische Störungen.

Neuerdings werden von verschiedener Seite *Rutinpräparate* empfohlen, die es jetzt auch in injizierbarer Form gibt. Experimentelle Grundlagen für die Anwendung des Rutins als Antiallergicum lieferte HILLER. Er konnte durch Rutin im Tierversuch sonst tödliche anaphylaktische Schocks vermeiden. Wurden 5 mg Rutin sensibilisierten Meerschweinchen intraperitoneal 30—50 min vor einer Serumreinjektion gespritzt, so überlebten in einer Serie von 40 Tieren 38 die sonst tödliche Serumgabe ohne wesentliche Erscheinungen, während die Kontrolltiere starben. Der Autor berichtete auch über klinische Erfolge bei der Serumkrankheit, bei der es nach Injektion von 200—300 mg Rutin intravenös und Verabreichung von 1 cm^3 Menschenserum zu sofortigem Nachlassen des Juckreizes und Abblassen des Exanthems kam. Das Allgemeinbefinden besserte sich schnell. Rezidive wurden ebenso behandelt. Nach 2—3 Behandlungen war die Serumkrankheit erloschen.

Über Erfahrungen mit Rutin bei Transfusionen berichteten SCHEDEL und SCHMIDT: Sie konnten damit ausgebrochene Störungen allergischer wie pyrogener Art kupieren und verwendeten das Mittel danach mit Erfolg zur Prophylaxe. Zahlen geben sie nicht an. KARSTEDT beobachtete seit Einführung der Rutinprophylaxe überhaupt keine Transfusionsstörungen mehr, teilt allerdings ebenfalls keinerlei Zahlen über sein Material mit. Uns selbst fehlen Erfahrungen über Rutinprophylaxe. Die gefäßabdichtende Wirkung des Rutins ist bekannt und übertrifft die des Calciums, das Mittel ist als Vitamin mit Sicherheit ungefährlich. Seine prophylaktische Wirksamkeit sollte deshalb an einem großen Transfusionsgut klinisch erprobt werden, um die Erfahrungen der zitierten Autoren nachzuprüfen.

Die im Organismus ablaufende allergische Reaktion wird natürlich durch ein solches Mittel nicht ganz verhindert, sondern nur in ihrem Ausmaß abgeschwächt und protrahiert. Ob sich eine gleichartige Wirkung auch bei hämolytischen Störungen einstellt, ist noch nicht bekannt. Sollte dies der Fall sein, könnte durch Rutinprophylaxe nach Meinung von ORTH eine etwaige Hämolyse in ihren Symptomen verschleiert werden. Wenn ORTH deswegen die Verwendung von Rutin als Prophylacticum ablehnt und es höchstens als Therapeuticum gelten lassen will, so geht er darin doch unseres Erachtens zu weit. Natürlich ist jede derartige Prophylaxe nur nach rite durchgeführter Kreuzprobe zulässig. Dann jedoch ist sie unbedingt zu empfehlen, weil nur sie die Möglichkeit bietet, die nichthämolytischen Störungen zu verhindern und abzuschwächen, unter denen es ja auch manche schweren gibt.

Wollte man die Rutinprophylaxe oder ähnliche Maßnahmen aus Angst vor dem Übersehen einer Hämolyse verwerfen, so müßte man folgerichtig auch die segensreiche Transfusion in Narkose verwerfen, die ja, wie wir sahen, jede Transfusionsstörung abschwächt und auf diese Weise auch die Hämolyse verschleiern kann. Aber man empfiehlt ja doch im Gegenteil die Transfusion in Narkose wegen ihrer guten Verträglichkeit!

Man kann sich vielleicht so einigen, daß man empfiehlt, das Rutin erst dann zu spritzen, wenn nach der Kreuzprobe auch die OEHLECKERsche Probe durchgeführt worden ist und sich Verträglichkeit gezeigt hat. Das Mittel wird dann immer noch zur rechten Zeit kommen, um die normalerweise erst zur Zeit der „Nachreaktion" auftretenden allergischen und pyrogenen Störungen abzufangen, und wird dadurch seinen Zweck wohl noch erfüllen können.

3. Antihistaminkörper. Im Zentrum des allergischen Geschehens in der Peripherie greifen diejenigen Mittel an, die das Histamin und seine Wirkung blockieren. Von der großen Gruppe der Antihistaminica ist zunächst für die allergischen Störungen ein prophylaktischer Erfolg zu erwarten. Wie bereits erwähnt, fanden FERRIS, ALPERT und COAKLEY an einem recht großen Material, daß Antihistaminica tatsächlich die auf sie gesetzten Erwartungen erfüllen und sogar übertreffen: Sie verhindern nämlich nicht nur allergische, sondern auch pyrogene Störungen.

Bei 607 Transfusionen mit Pyribenzamin-Prophylaxe wurde nur eine allergische und keine pyrogene Störung beobachtet, was einer Störungsquote von 0,16% entspricht! Bei 742 Transfusionen ohne Prophylaxe traten 20 allergische Störungen (= 2,7%) und 32 pyrogene Störungen (= 4,3%) auf.

Diese Zahlen sind so eindrucksvoll, daß sie dringend einer Nachprüfung in einem größeren Rahmen bedürfen, zumal da auch die Antihistaminkörper ebenso wie das Rutin mit Sicherheit als ungefährlich anzusehen sind. Wir selbst hatten mit dieser Nachprüfung in unserem Berliner Wirkungskreis begonnen, wurden jedoch durch äußere Umstände am Abschluß gehindert.

Ob die Antihistaminkörper auch die blutgruppenbedingte Hämolyse abschwächen oder verschleiern, wissen wir nicht. Da das Histamin hier wohl weniger beteiligt ist, möchten wir nicht damit rechnen, und die Bedenken, die ORTH gegen das Rutin äußerte, dürften für die Antihistaminica nicht in gleicher Weise gelten.

4. Dauertropf-Transfusion. Zum Schluß muß noch eine besonders einfache Form der Prophylaxe von Transfusionsstörungen erwähnt werden: Die Dauertropf-Transfusion. Wir sind der Überzeugung, daß die statistisch erwiesene bessere Verträglichkeit des Konservenblutes gegenüber dem Frischblut unter anderem auch mit der Tatsache zusammenhängt, daß das Konservenblut häufiger im Dauertopf gegeben wird. Hierbei werden etwaige Allergene und Pyrogene in stark protrahierter und dadurch abgeschwächter Form zugeführt, die Stress-Wirkung der Transfusion wird abgeschwächt, von der günstigeren Kreislaufwirkung ganz abgesehen. Die von zahlreichen Autoren (DAHR, DANOWIC usw.) empfohlene Dauertropf-Transfusion sollte unseres Erachtens stets dann angewendet werden, wenn sie technisch möglich ist und der Fall nicht schnellen Blutersatz erfordert. Natürlich ist hier auch eine Abschwächung und Verschleierung hämolytischer Störungen möglich. Auf der anderen Seite steht fest, daß der Empfänger auch die Schädigung durch etwaiges gruppenfremdes Blut leichter übersteht, wenn es im Dauertropf gegeben wird.

Zusammenfassend kann also, auch wenn wir mit eigenen positiven Erfahrungen nicht beisteuern können, ein Versuch der Prophylaxe allergischer und pyrogener Störungen mit Rutin und mit Antihistaminkörpern auf breiter Grundlage empfohlen werden, außerdem die möglichst häufige Anwendung der Narkose-Transfusion und der Dauertropf-Transfusion.

Für die *Therapie* der ausgebrochenen allergischen oder pyrogenen Störung empfehlen sich ebenfalls Rutin oder Antihistaminkörper, die dem Calcium überlegen sein dürften oder mit diesem kombiniert gegeben werden können. Sollten Schockerscheinungen eine Kreislauftherapie erfordern, ist außerdem besonders das Nor-Adrenalin zu empfehlen, das sich uns in der symptomatischen Behandlung schwerer Schock- und Kollapszustände besonders bewährt hat und allen anderen peripheren und zentralen Kreislaufmitteln in solchen Fällen überlegen ist. Es muß unter Umständen in einem intravenösen Dauertropf in großen Mengen gegeben werden.

Zusammenfassung.

In der vorliegenden Arbeit wird der Versuch gemacht, das Gebiet der nicht-hämolytischen bzw. nicht-blutgruppenbedingten Transfusionsstörungen, das bisher trotz seiner praktischen Wichtigkeit stiefmütterlich behandelt worden ist, umfassend darzustellen.

Einleitend werden die verschiedenen Formen von Transfusionsstörungen, eingeteilt nach ihren Ursachen, besprochen. Auf die hämolytischen Störungen wird nicht näher eingegangen. Dagegen werden die pyrogenen und besonders die allergischen Störungen ausführlicher besprochen und auch die bakteriellen und „frühgift"-bedingten Störungen erwähnt.

Eigene Untersuchungen zum biologischen Wirkungsmechanismus der Bluttransfusion, bestehend in differenzierten Leukocytenkurven, zeigen beim Empfänger zwei verschiedene Reaktionstypen, die bei jeder, auch der ungestörten Transfusion, zu beobachten sind: einen „Stress"-Typ einerseits, einen allergischen Typ andererseits.

Weiterhin werden eingehende Nachuntersuchungen von Transfusionsstörungen der eigenen Klinik mitgeteilt. Dabei wird nach dem Ausschluß blutgruppenbedingter Ursachen besonders einer Allergie gegen Spenderserum nachgegangen. Eine solche fand sich, nachweisbar im Intracutantest, nicht nur bei allen allergischen, sondern auch bei etwa 40% der fieberhaften Störungen.

Es folgt die statistische Auswertung eines Materials von 15 265 Berliner Transfusionen. Die Störungshäufigkeit liegt bei Frischblut um 24%, bei Konservenblut um 11%. Es wird untersucht, welche Einzelfaktoren auf die Störungshäufigkeit einen statistisch nachweisbaren Einfluß haben und welche nicht. Fieberhafte, allergische und sonstige Störungen werden einzeln abgehandelt. Auf das zahlenmäßige Zurücktreten hämolytischer Störungen gegenüber den viel häufigeren nicht-hämolytischen wird im Gegensatz zu anderen Autoren hingewiesen.

An Hand selbst beobachteter Transfusions-Todesfälle wird auf die Häufigkeit und Bedeutung nicht-hämolytischer, besonders allergischer Störungen auch für den Transfusionstod hingewiesen.

Um Grundlagen zur Frage der Allergie gegen menschliches Serum zu schaffen, werden Ergebnisse von Testungen normaler Personen mit menschlichen Einzelseren mitgeteilt. 22% der Untersuchten reagierten im Hauttest positiv auf ein oder mehrere Seren. Die Frage einer natürlichen Eiweißgruppenbildung wird diskutiert.

Weiterhin werden verschiedene Allergie-Probleme besprochen: Die Bedeutung allergischer Faktoren bei den pyrogenen Störungen, die Abschwächung von Transfusionsstörungen in Narkose und die Frage des Bluthistamins.

Abschließend wird die Prophylaxe nicht-hämolytischer Transfusionsstörungen diskutiert. Dabei werden besonders Rutin, Antihistaminkörper und Dauertropf-Transfusion empfohlen.

Literatur.

1. Monographien.

DAHR: Die Technik der Blutgruppenbestimmung. 5. Auflage. Leipzig 1950.
— u. REGENBOGEN: Blutgruppenbestimmung und Bluttransfusion. 2. Auflage. Stuttgart 1952.
EICKHOFF: Die pathologisch-anatomischen Grundlagen der Allergie. Stuttgart 1948.
DE GOVIN, HARDIN and ALSEVER: Blood Transfusion. Philadelphia u. London 1949.
HABELMANN: Blutverlust und Blutersatz. Leipzig 1942.
HANSEN: Allergie. Leipzig 1943.
HEPPNER: Die Blutbank. Wien 1951.
KÄMMERER: Allergische Krankheiten. Handbuch der inneren Medizin, 4. Auflage, Band VI/1. Berlin-Göttingen-Heidelberg 1954.
MOLLISON: Blood Transfusion in Clinical Medicine. Oxford 1951.
NAEGELI: Die Bluttransfusion und ihre Bedeutung für die Praxis. Stuttgart 1947.
OEHLECKER: Die Bluttransfusion. 2. Auflage. Berlin-Wien 1940.
SCHÜRCH, WILLENEGGER u. KNOLL: Blutkonservierung und Transfusion von konserviertem Blut. Wien 1942.
SCHWALM: Die Transfusion von konserviertem Blut in der Geburtshilfe und Gynäkologie. Stuttgart 1952.
SELYE: The Physiology and Pathology of Exposure to Stress. Montreal 1950.
STAHL: Die Bluttransfusion in der inneren Medizin. Stuttgart 1952.
WHITE and WEINSTEIN: Blood Derivates and Substitutes. Baltimore 1947.
WILDEGANS: Die Bluttransfusion. Berlin 1933.
WILLENEGGER u. BOITEL: Der Blutspender. Basel 1949.
ZOLLINGER: Anurie bei Chromoproteinurie. Stuttgart 1952.

2. Transfusionsstörungen, Allgemeines.

ALLGÖVER: Zur Frage der klinischen Bedeutung der Citrattoxizität bei Transfusionen mit Citratblut. Schweiz. med. Wschr. **1948**, 387.
BALTA u. BELA LASZLO: Ref. Z.org. Chir. **107**, 365 (1941).
BASSALLECK: Die Bedeutung der A-Untergruppen für die Transfusionspraxis. Dtsch. med. Wschr. **1954**, 404.
BAUER, K. H.: Probleme der Blutübertragung und des Blutspendedienstes. Dtsch. med. Wschr. **1952**, 321.
—, M.: Ein Bluttransfusionszwischenfall bei wiederholter Verwendung des gleichen Spenders. Ärztl. Sachverst.-Ztg. **41**, 1 (1935).
BAUMGARTNER: Zur Frage der Blutfaktoren und Transfusionszwischenfälle. Schweiz. med. Wschr. **1946**, 617.
BECK: Die Methodik der Bluttransfusion und die Vermeidung ihrer Gefahren. Erg. inn. Med. **30**, 150 (1926).
BOLLER: Die Bluttransfusion in der inneren Medizin. Erg. inn. Med. **45**, 531 (1933).
BORDON u. HALL: Zit. nach HEILMEYER.

68 Literatur.

BRANDE, SANFORD, BARTLETT, MALLERY: Klinische Bedeutung und Wirkungen bakterieller Verunreinigungen im transfundierten Blut. J. Labor. a. Clin. Med. **39**, 902 (1952); ref. Dtsch. med. Wschr. **1954**, 1104.

BUCHER: Die kurzfristige Leukopenie als Sofortreaktion beim Transfusions-zwischenfall. Schweiz. med. Wschr. **1950**, 349.

CHOWN: Never transfuse a woman with her husband's blood. Canad. Med. Assoc. J. **61**, 419 (1949).

Co TUI, McCLOSKY etc.: Proc. Exper. Biol. a. Med. **35**, 297 (1936).

— and WRIGHT: Ann. Surg. **116**, 412 (1942).

CROSBY and STEFFANINI: Pathogenese der Plasmatransfusionsreaktion. J. Labor a. Clin. Med. **40**, 374 (1952); ref. Dtsch. med. Wschr. **1953**, 248.

DAHR: Über die möglichen Ursachen von Zwischenfällen nach Blutübertragungen. Ärztl. Wschr. **1947**, 387.

— Grundsätzliches zur Frage der Transfusionsschäden. Ärztl. Wschr. **1948**, 737.

— Über Rh-bedingte Transfusionszwischenfälle. Langenbecks Arch. u. Dtsch. Z. Chir. **266**, 83 (1950).

— Die Kreuzprobe vor Bluttransfusionen. Dtsch. med. Wschr. **1954**, 401.

— u. WOLFF: Transfusionsstörungen durch bisher bekannte Blutgruppensysteme. Dtsch. med. Wschr. **1947**, 613.

DAMESHEK and NEBER: Blood **5**, 2 (1950).

DANOWIC: Unsere Erfahrungen mit der Tropfen-Bluttransfusion. Dtsch. Gesundheitswesen **1948**, 188.

DAVID u. BILLETER: Der Einfluß der Lagerungsdauer auf die Verträglichkeit von Blutkonserven. Schweiz. med. Wschr. **1953**, 234.

DISCOMBE u. MEYER: Zur Frage der bakteriologischen Kontrolle von Blutkonserven. Dtsch. med. Wschr. **1954**, 891.

DOMANIG: Erfahrungen bei 2500 Transfusionen mit Konservenblut. Chirurg **21**, 68 (1950).

FERRIS, ALPERT and COAKLEY: Verhütung allergischer Transfusionsstörungen durch Antihistaminica. Amer. Pract. **3**, 177 (1952); ref. J. Allergy **23**, 4 (1952).

FICK: Über Zwischenfälle und technische Fehler bei der Bluttransfusion. Münch. med. Wschr. **1943**, 623.

GAEHTGENS: Transfusionsstörung durch Eiweißunverträglichkeit, ihre mögliche Verursachung durch Schwangerschaft und Spermasensibilisierung. Z. Geburtsh. **137**, 51 (1952).

GAENSSLEN: Agranulocytose und Überempfindlichkeitsreaktion nach Bluttransfusion. Med. Klin. **1951**, 428.

DE GOVIN, ELMER and HARDIN: Ref. Zbl. Hyg. **1942**, 158.

— and HARDIN: J. Amer. Med. Assoc. **115**, 895 (1940).

GROLL: Verh. dtsch. Ges. Chir. **69**, 39 (1952)

GROSSEUS: Transfusion gewaschener Blutkörperchen zur Vermeidung von Transfusionsschäden. Med. Klin. **1949**, 960.

HARDIN: Proc. Centr. Soc. Clin. Res. **18**, 19 (1945).

HAVERS: Komplikationen nach Übertragung von Konservenblut und Plasma. Wien. klin. Wschr. **1951**, 549.

HEEP: Zit. nach HEIM.

HEILMEYER u. BEGEMANN: Handbuch der inneren Medizin, Band II, 4. Auflage. Berlin-Göttingen-Heidelberg: Springer-Verlag 1951.

— MARQUARDT, CARL u. MATTHES: Transfusionszwischenfälle bei Übertragung von Blutkonserven infolge bluteigener Giftstoffentstehung. Dtsch. med. Wschr. **1953**, 931.

HEIM: Bluttransfusion mit konserviertem Blut. Dtsch. med. Wschr. **1939**, 586.

HEIM: Verh. dtsch. Ges. Chir. **69**, 300 (1952)
— Klinische und physiologische Probleme der Bluttransfusion.Ärztl.Prax.**15**,3(1952).
HEINEN, HEINEN, LOOSEN u. SCHMITZ: Über Nachreaktionen bei Plasmainfusionen und deren Verhütung auf Grund von Erfahrungen mit 2200 Plasmaübertragungen. Münch. med. Wschr. **1952**, 1497.
HEISTÖ: Tidsskr. Norsk. Laegefor. **70**, 264 (1950); ref. Dtsch. med. Wschr. **1954**, 408.
HENNEMANN: Z. inn. Med. **8**, 7, 28 (1953).
HENNING u. PETTENKOFER: Über Ursache und Häufigkeit von Transfusionsschäden. Dtsch. med. J. **1953**, 586.
HOET: Rh-Conference Amsterdam 1947.
HERMELINK: Nebenwirkungen bei Bluttransfusionen mit unverändertem und mit Citratblut. Z. inn. Med. **5**, 5/6, 183 (1950).
HESSE: Beitr. klin. Chir. **163**, 390 (1936).
HOHENWALLNER: Ref. Zbl. Hyg. **1942**, 158.
JUNKMANN: Zit. nach HEIM.
KARCHER: Verh. dtsch. Ges. Chir. **69**, 45 (1952)
KARSTEDT: Kann Rutin Transfusionszwischenfälle vermeiden helfen? Dtsch. med. Wschr. **1954**, 405.
KOSLOWSKI: Verh. dtsch. Ges. Chir. **69**, 314 (1952)
— u. KOLDE: Zur Differentialdiagnose und Behandlung von Transfusionsstörungen. Dtsch. med. Wschr. **1953**, 367.
KRÜCKE u. SEMMELROCH: Beitrag zur Frage der Bluttransfusionsschäden. Virchows Arch. **314**, 481 (1947).
KÜHLMAYER: Kann die Infusion von Konservenblut auf Grund der Kaliumanreicherung im Plasma zu toxischen Schädigungen führen? Wien. klin. Wschr. **1951**, 937.
LEHMACHER: Klin. Wschr. **1949**, 675.
VAN LOGHEM: Brit. Med. J. **1948**, 14, 326.
McCLUVE, HARTMAN and MANGUN: The control of blood transfusion hazards. Ann. Surg. **131**, 628 (1950).
MARQUARDT: Arzneimittelforsch. **2**, 349 (1952).
— Über die Frühgifte und Spätgifte im Blut. Klin. Wschr. **1953**, 297.
— u. CARL: Pyrogene und Frühgifte. Arzneimittelforsch. **3**, 181 (1953).
MASSHOFF: Pathologie der Hämolyse. Frankf. Z. Path. **61**, 1 (1949).
— Eine weitere eigenartige Beobachtung eines Transfusionstodes. Zbl. Path. **76**, 193 (1941).
MATTHES: Transfusionszwischenfälle und ihre Vermeidung. Dtsch. med. Wschr. **1953**, 269.
MAURER: Aktuelle Fragen der Blutübertragung. Med. Mschr. **5**, 161 (1951).
MENEELY and WELLS: Luftembolie bei Transfusion. J. Amer. Med. Assoc. **132**, 141 (1946).
MILLER and TISDALL: J. Amer. Med. Assoc. **128**, 863 (1945).
MOELLER: Zur Frage der Nierenschädigung bei Hämolysen. Dtsch. med. Wschr. **1954**, 889.
OEHLECKER: Der Sinn und Wert der biologischen Probe bei der Bluttransfusion. Chirurg **21**, 261 (1950).
ORTH: Über einige Fragen bei Transfusionsstörungen. Dtsch. Gesundheitswesen **6**, 1, 2 (1951).
— Zur Verhütung von Transfusionszwischenfällen durch Rutinzusatz zum Konservenblut. Dtsch. med. Wschr. **1954**, 456.
PERRY: The proposed international reference preparation of pyrogens. World Health Organisation 1952.

Pettenkofer: Z. inn. Med. 8, 7, 28 (1953).

Petzelt: Zur Vermeidung von Transfusionsschäden bei Verwendung von Konservenblut (bakteriologischer Beitrag). Dtsch. med. Wschr. 1953, 1505.

Raether: Heterospezifische Antigene als Ursache für einen schweren Zwischenfall bei Rh-Sensibilisierung. Dtsch. Gesundheitswesen 8, 13, 399 (1953).

Rasch: Myokardschaden nach Übertragung unverträglichen Blutes. Ärztl. Wschr. 1952, 1156.

Reif: Untersuchung über die Verträglichkeit von 0-Blut-Übertragungen und Plasmainfusionen im Vergleich zu gruppengleichen Vollbluttransfusionen. Z. inn. Med. 7, 758 (1952).

Reissmann: Münch. med. Wschr. 1943, 323.

— Zbl. Chir. 1943, 1353.

Roth: Direkte oder indirekte Bluttransfusion. Dtsch. med. Wschr. 1939, 802.

della Santa u. Fischer: Praxis (Bern) 38, 47, 1043 (1949); ref. Dtsch. med. Wschr. 1950, 373.

Schedel u. G. Schmidt: Beitrag zur Herabminderung von Transfusionsgefahren. Dtsch. med. Wschr. 1952, 505.

Scherer: Theorie und Klinik vermeidbarer Transfusionsschäden. Die Medizinische 1951, 592.

Schmidt, H.: Zur Erklärung von gruppengleichen Transfusionsschäden. Med. Klin. 1942, 1070.

Schilling: Direkte, indirekte und Konserven-Bluttransfusion. Erg. inn. Med. 59, 284 (1940).

Schwenzer: Neuzeitliche Sicherungen bei Bluttransfusionen. Erg. inn. Med. N.F. 5, 360 (1954).

Smith and Haman: Reactions following blood transfusion. California Med. 41, 157 (1934).

Swedberg u. Widström: Plasmatransfusion. Nord. med. 36, 2415 (1947).

Tassowatz u. Tassowatz: Reaktionen auf Bluttransfusion und schwerer Schock. Schweiz. med. Wschr. 1948, 253.

Weiss: Zwei Todesfälle nach Bluttransfusion. Zbl. Chir. 58, 676 (1931).

Whiteby: Zit. nach Heilmeyer.

Wiener, Oremland, Hyman, Samwick: Transfusion reactions. Amer. J. Clin. Path. 11, 102 (1941).

Wigand: 2. Deutsche Bluttransfusionskonferenz 1952.

— Verh. Ges. klin. Med. Berlin 14. 1. 1953.

— Fol. haemat. (Lpz.) 71, 4 (1952).

— Tödliche Hämolyse nach Übertragung von 0-Blut auf einen B-Empfänger. Ärztl. Wschr. 1953, 621.

— Zwei Jahre Blutspenderzentrale Berlin-Friedrichshain. Ein Arbeits- und Erfahrungsbericht. Z. ärztl. Fortbild. 45, 17/18, 488 (1951).

— Bluttransfusion und Allergie. Verh. dtsch. Ges. inn. Med. 60, 733 (1954)

Wildegans: Die Todesfälle nach Bluttransfusion. Dtsch. med. Wschr. 1930, 2031.

— Blutersatz- und Bluttransfusionserfahrungen. Med. Mschr. 1947/48, 329.

Willenegger: Über den heutigen Stand der Bluttransfusion. Dtsch. Z. Chir. 271, 511 (1952).

— Sogenannte und echte Allergie nach Bluttransfusion. Schweiz. med. Wschr. 1944, 127.

Zollinger: Die Pathologie des hämolytischen Transfusionszwischenfalles. Dtsch. med. Wschr. 1953, 847.

Verhütung von Transfusionsstörungen. Übersichtsreferat. Lancet 1952, 6716, 1009

3. Vegetative Regulation, Stress.

BEST, KARK, MUEHRKE and SAMTER: Klinische Bedeutung der Eosinophilenzahlen und des Eosinophilentests. J. Amer. Med. Assoc. 151, 702 (1953); ref. Dtsch. med. Wschr. 1953, 954.

FRANK and DOUGHERTY: Die Abschätzung der Stress-Reaktion beim Menschen auf Grund quantitativer und qualitativer Änderung der Blutlymphocyten. J. Labor. a. Clin. Med. 42, 530 (1953); ref. Dtsch. med. Wschr. 1954, 382.

GROSS u. SIEKE: Über die Beziehungen zwischen Blut- und Knochenmarkswirkungen des ACTH, besonders bei den Eosinophilen. Klin. Wschr. 1952, 456.

HALLMANN: Acta paediatr. (Stockh.) 34, 121 (1947).

HEILMEYER: Allgemeine klinische Bedeutung des Hypophysen-Nebennierenrinden-Systems. Klin. Wschr. 1952, 865.

HITZELBERGER, RUPPEL u. WEISSBECKER: Ist der Eosinophilentest spezifisch? Klin. Wschr. 1952, 470.

HOFF: Klinische Probleme der vegetativen Regulationen und der Neuralpathologie. Dtsch. med. Wschr. 1952, 65 (Literatur).

— Über den Einfluß von Bakterienstoffen auf das Blut. Verh. dtsch. Ges. inn. Med. 41, 208 (1929).

— Blutbild und vegetative Regulation Erg. inn. Med. 33, 195 (1928).

— Zusammenhänge zwischen Blutmorphologie und den humoral-chemischen Verhältnissen des Blutes. Erg. inn. Med. 46, 1 (1934).

KEIDERLING, WÖHLER u. WESTPHAL: Arch. exper. Path. u. Pharmakol. 217, 293 (1953).

KÜHL: Z. exper. Med. 45, 581 (1925).

— Erg. inn. Med. 34, 392 (1928).

MOELLER u. WENDLAND: Zur Physiologie der Bluttransfusion — Wirkung als Stress. Z. inn. Med. 8, 8, 339 (1953).

MÜLLER, E. F.: Der Leukocytensturz nach i.c.Injektion und bei der Widalschen Krise. Münch. med. Wschr. 1922, 1753.

— Münch. med. Wschr. 1926, 9.

PERLMUTTER and MUFSON: Der hypoglykämische und eosinopenische Effekt von Insulin. J. Clin. Endocrinol. 11, 277 (1951); ref. Dtsch. med. Wschr. 1952, 158.

PFEFFER u. STAUDINGER: Über die Ausscheidung von Kortikoiden im Urin unter normalen und pathologischen Verhältnissen. I. Klin. Wschr. 1952, 257.

SACHS u. WIDRICH: Wien. klin. Wschr. 1925, 1281.

STOCKINGER: Zellbilder und Zellformen des Blutes. Z. exper. Med. 65, 52 (1929).

— u. BECKMANN: Über die Insulinreaktion der Leukocyten. Klin. Wschr. 1931, 2068.

— u. BERCHTOLD: Verhalten der Leukocyten nach Injektion. Z. exper. Med. 75, 827 (1931).

STURM: Die Hypophysen-Nebennieren-Regulation in Beziehung zum vegetativen Nervensystem. Dtsch. med. Wschr. 1954, 741.

VLADOS: Zbl. Chir. 1934, 1930.

WACHHOLDER u. BECKMANN: Weißes Blutbild und vegetatives Nervensystem. Klin. Wschr. 1952, 1030.

WESTPHAL, LÜDERITZ u. KEIDERLING: Der Uropepsintest zur Ermittlung von Aktivitätsänderungen des Hypophysennebennierenrindensystems. Bull. schweiz. Akad. Wiss. 8, 1/2, 100 (1952).

WILDEGANS u. KRÖNING: Med. Klin. 1940, 535.

ZIMMERMANN: Die 17-Ketosteroide. Dtsch. med. Wschr. 1951, 1363.

4. Pyrogene.

ALTSCHULE u. a.: Arch. Int. Med. 85, 505 (1950).

BANKS: Amer. J. Clin. Path. 4, 260 (1934).

BENNETT and BEASON: Medicine 29, 365 (1950).

BILLROTH: Arch. klin. Chir. 6, 469 (1865).

BINKLEY, GOEBEL and PERLMAN: J. of Exper. Med. 81, 331 (1943).

BJÖRNEBOE, FISCHEL and STOERK: J. of Exper. Med. 93, 37 (1951).

BOIVIN et DELAUNEY: Bull. Acad. méd. 128, 357 (1944).

— — Presse méd. 1947, 9.

BUCHNER: Münch. med. Wschr. 1891, 543.

CAMPBELL and CHERKIN: Science (Lancaster, Pa.) 102, 535 (1945).

CARTHER: J. Labor. a. Clin. Med. 16, 289 (1930).

CHAPMAN: Quart. J. Pharm. 15, 361 (1942).

Co TUI, McCLOSKY, SCHRIFT and YATES: Proc. Soc. Exper. Biol. a. Med. 35, 297 (1936).

— and WRIGHT: Ann. Surg. 116, 412 (1942).

COLLIER and PARIS: Quart. J. Pharm. 20, 376 (1947).

FRANKE and REES: J. Amer. Pharm. Assoc., pract. Ed. 4, 158 (1943).

GERMUTH, OYAMA and OTTINGER: J. of Exper. Med. 94, 139 (1951).

GOELKEL u. STEINDL: Ärztl. Wschr. 1951, 444.

GRANT: Ann. Rev. Physiol. Stanford Univ. 13, 87 (1951).

HARKNES and VOS: J. Amer. Pharm. Assoc., Sci. Ed. 39, 413 (1950).

HART and PENFOLD: Brit. Med. J. 2, 1589 (1911).

HAYES and STANLEY: Austral. J. Exper. Biol. 28, 201 (1950).

JOCHUM: 1. österr. Bluttransfusionskonferenz 1953; ref. Dtsch. med. Wschr. 1954, 407.

— u. MAYER: Wien. klin. Wschr. 1952, 375.

KEIDERLING u. WESTPHAL: Verh. dtsch. Ges. inn. Med. 57, 147 (1951).

—, WÖHLER u. WESTPHAL: Arch. exper. Path. u. Pharmakol. 217, 293 (1953).

KICKHÖFEN u. WESTPHAL: Z. Naturforsch. 76, 658 (1952).

KLENK u. LAUENSTEIN: Z. physiol. Chem. 288, 220 (1951).

KREHL: Arch. exper. Path. u. Pharmakol. 35, 222 (1895).

LONG: Endocrinology (Springfield, Ill.) 45, 135 (1949).

LÜDERITZ u. WESTPHAL: Z. Naturforsch. 7b, 136 (1952).

MENKIN: J. of Exper. Med. 67, 129 (1938).

— Dynamics of Inflammation. New York 1940.

— New Concepts of Inflammation. Springfield, Ill. 1950.

MORGAN and PARTRIDGE: Biochemic. J. 34, 169 (1940).

— — Biochemic. J. 35, 1140 (1941).

NETER, BERTRAM and ARBESMAN: Proc. Soc. Exper. Biol. a. Med. 79, 255 (1952).

PFEFFER u. STAUDINGER: Klin. Wschr. 1951, 325.

ROBINSON and FLUSSER: J. of Biol. Chem. 153, 529 (1944).

SAGER: Bull. eidgen. Ges. Amtes Nr. B—2 (1950).

SAETHER: Nord. Med. 45, 501 (1951); ref. Dtsch. med. Wschr. 1953, 850.

SALTON: Biochim. et Biophysica Acta 9, 334 (1952).

— and HORNE: Biochim. et Biophysica Acta 7, 177 (1951).

SAYERS and SAYERS: Endocrinology (Springfield, Ill.) 40, 625 (1947).

— — Endocrinology (Springfield, Ill.) 42, 5 (1948).

SEIBERT: Amer. J. Physiol. 67, 90 (1923).

— Amer. J. Physiol. 71, 621 (1925).

SPIRO, REIFENSTEIN and GRAY: J. Labor. a. Clin. Med. 35, 899 (1950).

Steiger: Helvet. pharm. Acta **25**, 73 (1950).
Tal and Goebel: J. of Exper. Med. **92**, 25 (1950).
Tonutti: Pharmazie **4**, 441 (1949).
— Dtsch. Z. Chir. **264**, 61 (1950).
Wagner and Bennett: J. of Exper. Med. **91**, 135 (1950).
Westphal: Praxis (Bern) **40**, 789 (1951).
— Arch. Pharm. **285**, 5, 57 (1952).
—, Lüderitz, Eichenberger u. Keiderling: Z. Naturforsch. **7**b, 534 (1952).
— — u. Bister: Z. Naturforsch. **7**b, 148 (1952).
— — Dtsch. med. Wschr. **1953**, 775.
— — u. Keiderling: Zbl. Bakter. **1952**, 152.
— — — Z. Naturforsch. **6 B**, 309 (1951).
— — — Bull. schweiz. Akad. Med. Wiss. 8, 1/2, 100 (1952).
Wylie and Todd: Quart. J. Pharm. **21**, 240 (1948).
Zittle: J. Labor. a. Clin. Med. **30**, 75 (1945).

5. Allergie.

Bennett: Proc. Soc. Exper. Biol. a. Med. **77**, 772 (1951).
Binaghi: Ann. Allergy 8, 354 (1950).
Bottner: Anaphylaxie nach Bluttransfusion. Dtsch. med. Wschr. **1924**, 599.
Brem, Zeiler and Hammack: Amer. J. Med. Sci. **1929**, 175, 96.
Callendar, Race and Paykoc: Hypersensivity to transfused blood. Brit. Med. J. **1945**, 83.
Carrington and Lee: Anaphylaxie nach Bluttransfusion. Ann. Surg. 78, 1 (1923).
Cordenat and Smithies: J. Amer. Med. Assoc. **85**, 1193 (1925).
Dahr: Anaphylaktische Erscheinungen bei wiederholter Transfusion vom gleichen Spender. Dtsch. med. Wschr. **1947**, 583.
Destunis u. Wigand: Aufsteigende allergische Polyneuritis nach wiederholter Bluttransfusion. Dtsch. med. Wschr. **1952** (Allergie-Beilage S. 18).
Dold u. Rosenberg: Klin. Wschr. **1928**, **394**.
Duke and Stofer: Med. Clin. N. Amer. **1924**, 1255.
Ferris, Alpert and Coakley: Verhütung allergischer Transfusionsstörungen durch Antihistaminica. Amer. Pract. **3**, 177 (1952); ref. J. Allergy **23**, 4 (1952).
Fischer: Beitrag zur Klärung von Transfusionszwischenfällen infolge Eiweißunverträglichkeit. Med. Klin.**1946**, 364.
Fox and Hardgrove: Arch. Int. Med. **60**, 494 (1937).
Freeman: Proc. Roy. Soc. Med. (Laryng. Sect.) **1925**, 29.
Gaddum: Der Stoffwechsel des Histamins. Brit. Med. J. **1951 II**, No. 4738, 947; ref. Dtsch. med. Wschr. **1952**, 63.
Garver: Übertragung von Antikörpern bei Bluttransfusion. J. Allergy **11**, 1, 32 (1939).
Goodall u. a.: Surgery etc. **1938, 176**.
Gray: J. Med. Soc. New Jersey **15**, 17 (1928).
Gross u. Meier: Die Bedeutung der Nebennierenrinde für das allergische Geschehen. Schweiz. med.Wschr. **1951**, 949.
György u. Witebsky: Anaphylaxie durch Bildung von Immun-Isoantikörpern nach wiederholter Transfusion gruppengleichen väterlichen Blutes. Münch. med. Wschr. **1929**, 195.
Hancock: Allergische Reaktionen nach Bluttransfusion. South Surg. **5**, 373 (1936).
Hansen: Über neuere Ergebnisse der Allergielehre. Dtsch. med. Wschr. **1953**, 768.
— u. Schwarz: Klinische Beobachtungen und Bemerkungen zur Rhesusallergie. I. Internat. Allergiekongreß. Basel **1952**, 447.

HARDGROVE: Minnesota Med. 18, 541 (1935).

HESSE: Erg. Chir. 27, 106 (1934).

HILBER u. SCHWENKENBECHER: Einfluß der Narkose auf allergische Prozesse besonders bezüglich Serumkrankheit. Z. Immun.forsch. 107, 396 (1950).

HILLER: Mitteilung einer neuen Methode zur Verhinderung des anaphylaktischen Schocks. Klin. Wschr. 1950, 662.

HIRSZFELD: Rh-Faktor und Allergie. 1. Internat. Allergiekongreß. Basel 1952; ref. Dtsch. med. Wschr. 1952, 26.

HOLDER and DIEFENBACH: Passive Übertragung von Urticaria durch Bluttransfusion. Calif. a. West. Med. 37, 387 (1932).

HOXWORTH and SKINNER: Arch. Surg. 1941, 498.

HYLAND: Nebrasca Med. J. 23, 17 (1938).

JUBLIN-DANNFELDT: Nord. Med. 1941, 1341.

KINDLER, ORTH u. SCHWARZ: Allergie gegen Rh-Antigen? Klin. Wschr. 1951, 464.

KONRAD u. HOLZER: Wien. klin. Wschr. 1949, 21.

KOSLOWSKI u. MOTTSCHALL: Bluttransfusion und Bluthistamin. Klin. Wschr. 1952, 951.

KRAJINSKAJA-IGNATOVA: Zit. nach DAHR.

LETTERER: Über normergische und hyperergische Entzündung. Dtsch. med. Wschr. 1953, 759.

LITTLEFIELD: Reaktion bei Bluttransfusion. Southwest Med. 18, 52 (1934).

LOVELESS: J. of Immun. 1941, 41, 15.

MAUNSELL: Brit. Med. J. 1944, 236.

MILLER and TISDALL: Allergische Störungen bei Plasmatransfusionen. J. Amer. Med. Assoc. 1945, 128, 863.

MILLIS and SCHIFF: Passive Anaphylaxie bei Hämophilie. Amer. J. Med. Sci. 171, 854 (1926).

MOSER: Anaphylaxie und Narkose. Schweiz. med. Wschr. 1952, 707.

PATRASSI: Dtsch. med. Wschr. 1940, 1176.

POLAYES and LEDERER: Reaktionen nach Bluttransfusion. J. Labor. a. Clin. Med. 17, 1029 (1932).

RAIMAN, LATER and NECHELES: Science (Lancaster, Pa.) 106, 2755, 368 (1947).

RAMIREZ: Pferdehaarasthma nach Bluttransfusion. J. Amer. Med. Assoc. 73, 984 (1919).

RATNER: J. Allergy 1935, 532.

RUSSELL and HESS: Allergische Störungen bei Plasmatransfusionen. U.S. Navy Med. Bull. 1945, 95, 725.

SALEN: Acta med. scand. (Stockh.) 1932, 197.

SCHIFF: Klin. Wschr. 1924, 679.

SCHMIDT, H.: Serumkrankheit. In „Allergie", Leipzig 1943.

— Allergie und Immunität. Dtsch. med. Wschr. 1954, 657.

SCHMITZ: Ein Beitrag zur Prophylaxe der Serumkrankheit. Med. Klin. 1947, 553.

SCHWARZ: Acta allergol. 4, 235 (1951).

— Neue Gesichtspunkte zur Pathogenese der Serumkrankheit. Dtsch. Arch. klin. Med. 198, 160 (1951).

SCHWARTZ: Transfusionsallergie. Nord. Med. 33, 541 (1947).

STEWART and BATES: Lancet 1938, 1, 319.

TEDSTROM: Aktive Übertragung von Urticaria durch Bluttransfusion. J. Allergy 5, 303 (1934).

THALHEIMER: Mod. Hosp. 45, 53 (1935).

TUMPEER and RUBENS: Untersuchungen auf Antikörper in Rekonvaleszentenseren. J. Allergy 11, 333 (1939).

VOGEL: Dtsch. med. Wschr. **1939,** 171

VOLKMANN: Verhütung der Serumkrankheit durch Einspritzung in Narkose. Münch. med. Wschr. **1943,** 180.

VOSS: Inverse Anaphylaxie. Z. Kinderheilk. **59,** 612 (1938).

— Die Verhütung der Serumkrankheit. Klin. Wschr. **1940,** 1159.

WALZER: J. of Immun. **1927,** 14, 143.

— and WALZER: J. Allergy **1935,** 6, 532.

WIECK: Tödliche Polyneuritis nach Bluttransfusion. Nervenarzt **22,** 3, 87 (1951).

WIGAND: Bluttransfusion und Allergie. Verh. dtsch. Ges. inn. Med. **60,** 733 (1954).

WILLENEGGER: Sogenannte und echte Allergie nach Bluttransfusion. Schweiz. med. Wschr. **1944,** 127.

— Helvet. chir. Acta **13,** 416 (1946).

WOLFSOHN: Eine neue Methode zur Verhütung von anaphylaktischen Serumreaktionen. J. internat. Coll. Surgeons **15,** 6 (1951); ref. Dtsch. med. Wschr. **1952,** 60.

YOUNG: Allergische Reaktion nach Bluttransfusion. Amer. J. Surg. **60,** 607 (1942).